Stephanie Hartung

Warum funktionieren Aufstellungen?

Stephanie Hartung

Warum funktionieren Aufstellungen?

Eine Betrachtung in 14 Thesen

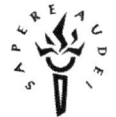

Deutscher Wissenschafts-Verlag (D W V)
Baden-Baden

Umschlaggestaltung: Autorin

Bibliografische Information Der Deutschen Nationalbibliothek
Die Deutsche Nationalbibliothek verzeichnet diese Publikation in der
Deutschen Nationalbibliografie; detaillierte bibliografische Daten sind im
Internet über http://dnb.ddb.de abrufbar.

Bibliographic information published by Die Deutsche Nationalbibliothek
Die Deutsche Nationalbibliothek lists this publication in the Deutsche
Nationalbibliografie; detailed bibliographic data are available in the Internet at
http://dnb.ddb.de.

Information bibliographique de Die Deutsche Nationalbibliothek
Die Deutsche Nationalbibliothek a répertorié cette publication dans la Deutsche Nationalbibliografie; les données bibliographiques détaillées peuvent être
consultées sur Internet à l'adresse http://dnb.ddb.de.

1. Auflage
Gedruckt auf alterungsbeständigem, chlorfrei gebleichtem Papier

© Copyright 2014 by
Deutscher Wissenschafts-Verlag (DWV)®
Postfach 11 01 35
D–76487 Baden-Baden

www.DWV-net.de
www.UniversityPress.de

ISBN: 978-3-86888-087-8

FÜR CARLO

DANK

Mein besonderer Dank gilt den Menschen, die mich bei der Arbeit an diesem Buch unterstützt haben. Er gilt Regina Remy für ihre hilfreichen didaktischen Hinweise; Heike Reichert für Ihr Herzblut und ihren klaren Blick für Überflüssiges; Michael Grau für seine besonnene und konstruktive Kritik. Er gilt ganz besonders Jürgen Ziemann, der mir in allen Phasen Unterstützung geboten, Mut gemacht, und mir vor allem bei der Präzisierung meiner Gedanken ganz maßgeblich geholfen hat.

WARUM ICH DIESES BUCH GESCHRIEBEN HABE

Der österreichische Physiker Wolfgang Pauli soll einmal seinen Kollegen Niels Bohr in dessen Landhaus besucht und gesehen haben, dass über Bohrs Hauseingang ein Hufeisen hing. „Professor!", rief Pauli verblüfft, „Ein Hufeisen? Sie? Ja, glauben Sie denn etwa daran?" Bohr antwortete: „Natürlich glaube ich nicht daran. Aber wissen Sie, Herr Pauli, es soll einem auch helfen, wenn man nicht daran glaubt."

Das Hufeisen als Glücksbringer weist eine amüsante Parallele zu systemischen Aufstellungen auf – sie sollen wirken, ob man daran glaubt, oder nicht. Das zumindest galt bis vor kurzem. Inzwischen hat eine empirische Studie[1] des Instituts für medizinische Psychologie an der Universität Heidelberg aus dem Jahr 2013 die Wirkung von Aufstellungen wissenschaftlich belegt. Zweifel an der Wirksamkeit der Methode sind demnach nicht mehr gerechtfertigt.

Dass Aufstellungen wirken, wissen wir jetzt. Wie Aufstellungen wirken, und wie sie gemeinhin ablaufen, darüber gibt es zahlreiche Literatur[2]. Warum aber Aufstellungen wirken, darüber gibt es bisher wenig Literatur.

Meiner Erfahrung nach bestehen – insbesondere mit Blick auf die Frage nach dem „Warum" – verbreitete Zweifel, die den Aufstellungen entgegengebracht werden. Denn irgendwie sind sie ja doch geheimnisvoll und „spooky", bisweilen unheimlich. Das mutmaßen nicht nur Menschen, die noch nie eine Aufstellung gemacht und nur davon gehört oder darüber gelesen haben. Auch diejenigen, die bereits an einer oder sogar mehreren Aufstellungen teilgenommen haben, sagen oder denken das. Trotz ihrer Erfahrung, dass Aufstellungen funktionieren und wirken, behalten sie der

---

[1] Im Anhang finden Sie unter A1 eine kurze Zusammenfassung der Ergebnisse der Heidelberger Studie.

[2] Im Anhang finden Sie unter A2 eine Beschreibung über den üblichen Ablauf einer Aufstellung und unter A3 eine Darstellung ihrer Entwicklungsgeschichte und ihrer theoretischen Hintergründe.

Methode gegenüber leicht unbehagliche bis latent ablehnende Gefühle. Diese sind nicht selten damit verbunden, dass sie einfach nicht verstehen, wie es überhaupt möglich sein kann, dass Aufstellungen funktionieren. Ihre Frage lautet dann: „Aber wie kann es sein, dass...?".

Mir wird diese Frage bei meinen Aufstellungen immer wieder gestellt, und ich möchte den Zweifelnden nicht sagen, es sei nicht nötig zu verstehen, warum systemische Aufstellungen funktionieren, wenn doch offensichtlich ist – und nun auch wissenschaftlich belegt – dass sie funktionieren und wirken. Ich möchte ihnen den Zugang zu den besonderen Möglichkeiten, die Aufstellungen unbestreitbar bieten, nicht verbauen, zumal sie, wenn sie zweifeln, offensichtlich einen Zugang suchen. Denn zweifeln kann nur, wer zwei Möglichkeiten erwägt – eine dafür und eine dagegen. Und ein „Dafür" setzt aus meiner Sicht für Manche voraus, dass sie eine für den Verstand nachvollziehbare Erklärung dafür bekommen, warum Aufstellungen funktionieren.

Wir sind hier mit einer Frage konfrontiert, die beim Versuch einer Antwort angesichts der Dimension von systemischer Verbundenheit ebenso wie angesichts der Größe der Anwendungsmöglichkeiten von Aufstellungen demütig werden lässt. Kann die Antwort auf das „Warum" wirklich mit dem Verstand erfasst und mit einem so begrenzten Medium wie Sprache erklärt werden?

Nachdem ich mit diesem Buch begonnen hatte, wurde mir oft die Frage gestellt: „Und? ... warum funktionieren sie? ... kannst Du mir das kurz erklären?" Manchmal wurde ich sogar gebeten, die Ergebnisse meiner Untersuchungen in einem Satz zusammen zu fassen.

Ich kann die Frage nicht kurz beantworten und angesichts des Wunsches nach einer Ein-Satz-Erläuterung muss ich passen. Zwar könnte ich antworten: „Weil alles miteinander verbunden ist". Ich weiß aber, dass diese Antwort nicht zufriedenstellend sein kann, weil Sie dann immer noch nicht wissen, was genau miteinander verbunden ist – und Sie wissen dann auch noch nicht, warum und wie das Phänomen der Wechselwirkung der verbundenen Elemente funktioniert. Es gibt also keine einfache und auch keine in einem Satz zusammen zu fassende Erklärung dafür, warum Aufstellungen funktionieren.

In meinem Buch betrachte ich hierfür die einzelnen Aspekte, die in Aufstellungen eine zentrale Rolle spielen. Ich erläutere den Unterschied unseres Umgangs mit gewissen Aspekten im Alltag und in Aufstellungen. Ich betrachte das komplexe Wesen von Systemen, stelle Analogien zu bereits wissenschaftlich erfassten Phänomenen vor und zeige schließlich auf, wie diese Aspekte derart miteinander verwoben sind, dass Aufstellungen funktionieren.

Es hat bisher einige wertvolle Erklärungen zu Aufstellungen gegeben. Anders aber als in den mir bisher bekannten Arbeiten versuche ich, dem komplexen Phänomen der Verbundenheit in Aufstellungen in allen seinen Facetten auf die Spur zu kommen. Dabei lasse ich Sie auf die einzelnen Aspekte „durch meine Brille" schauen. Ich erhebe keinen Anspruch darauf, Ihnen hier eine vermeintlich objektive Wahrheit zu präsentieren. Meine Verknüpfungen aus dem, was ich gelernt und persönlich erfahren habe, mit dem, was ich assoziiere und was sich mir als sinnvoll erschließt, sind zutiefst persönlich.

Ich verstehe das Buch deshalb als ein Angebot, das darauf abzielt, einen zirkulären Diskurs über die besondere Qualität von Aufstellungen anzuregen. Für mich ergeben meine Betrachtungen einen Sinn, und wenn der eine oder andere von Ihnen am Ende seine Frage in Bezug auf Aufstellungen ebenfalls sinnvoll beantwortet findet, dann freut mich das. Wenn Sie wiederum ein ganz anderes Verständnis über die Wirkweise von Aufstellungen für sich entwickelt haben und mit mir darüber in einen Dialog treten wollen, dann freut mich das mindestens genauso.

DAS MEDIUM DER SYSTEME

Bevor ich Ihnen meine Betrachtungen der Aspekte im Einzelnen darlege, möchte ich hier einige grundlegende Gedanken über Aufstellungen vorwegschicken.

Wenn wir uns zu zweit oder zu einer Gruppe zusammentun, dann bilden wir automatisch ein System. Wir bilden Paarsysteme, Familiensysteme, Organisationssysteme und alle möglichen anderen Beziehungssysteme. Ich könnte natürlich auch sagen, wir bilden Paare, Familien, Organisationen oder andere Konstellationen, zu denen wir uns zusammenfinden. Ich könnte also das mit den Systemen weglassen, und wir alle wüsten, was gemeint ist.

Ich spreche aber absichtlich von Systemen, weil uns der systemische Aspekt all dieser Gruppierungen Hinweise auf ihren spezifischen Charakter gibt – Hinweise, die hilfreich sind, wenn wir uns in der ein oder anderen Beziehung befinden und diese im Sinne der Mitgestaltung führen wollen. Darüber hinaus „sprechen" Systeme eine ganz eigene „Sprache", die in den meisten Fällen ganz anders ist, als die Sprache, mit der wir uns gemeinhin verständigen. Die besondere Sprache der Systeme offenbart sich in systemischen Aufstellungen. So gesehen sind systemische Aufstellungen nicht wirklich eine Methode – Aufstellungen sind die Sprache der Systeme – oder anders gesagt: Aufstellungen sind das Medium, durch das sich Systeme, gleich welcher Art und Beschaffenheit, in ihrer ganzen Komplexität vermitteln.

Wir kennen das alle: Angenommen, wir sind in einer Beziehung und finden uns in immer ähnlichen Situationen wieder, in denen das Miteinander gestört ist. Das fühlt sich nicht gut an, manchmal gibt es eine Auseinandersetzung, manchmal sogar Streit, in den meisten Fällen jedenfalls immer wieder Klärungsversuche. Aber wie sehr wir auch bemüht sind, zu einer guten Lösung zu finden, wir drehen uns im Kreis, im „circulus vitiosus". Wir sind förmlich verfangen in einem Geflecht einander verstärkender Faktoren, die unser Miteinander eher auf einen Zustand der sich verfestigenden Unlösbarkeit zulaufen zu lassen scheinen.

Mit der Zeit stellt sich bei uns nicht selten ein Gefühl von Vergeblichkeit ein, wenn wir das „leidige Thema" gefühlt schon tausendmal besprochen haben. Wir kommen mit den Lösungsmöglichkeiten, die uns unser Verstand anbietet, nicht weiter. Die Sprache, die wir gewöhnlich in Auseinandersetzungen oder bei Klärungsversuchen sprechen, hilft uns nicht wirklich. Immer wieder hören wir in solchen Fällen dann den Satz: „Ich habe wirklich alles versucht, ich komme nicht mehr weiter".

Oder wir arbeiten in einer Firma und wollen ein neues Projekt realisieren. Irgendwie aber scheint der Wurm drin zu sein, und obwohl wir wirklich sachkompetent sind und auch unser Team aus geeigneten Profis zusammengesetzt ist, drehen wir uns chancenlos im Kreis. Dezidierte Projektplanung, Teamsitzungen mit ausführlichen Besprechungen, Feedbackrunden – nichts führt dazu, dass unser Projekt zielorientiert und dabei effizient fließt. Die üblichen Maßnahmen und eben auch unsere alltägliche Sprache reichen nicht.

Die Erfahrung zeigt nun: Stellen wir das persönliche oder das organisationale Thema auf, dann werden uns aus dem Systemfeld Informationen über gewisse Wirkweisen der Beziehungen übermittelt. Sie sind ein Schlüssel dafür, warum es im Miteinander nicht fließt, und es zeigen sich Wirkweisen, auf die wir bei noch so intensivem Nachdenken und dem Versuch, die Gründe für ein „Problem" mit dem Verstand durchdringen zu wollen, niemals gekommen wären.

Eine erste Erklärung hierfür ist: Systeme sind immer komplex. Weder mit unserem Verstand, noch mit unserer alltäglich gesprochenen Sprache können wir Komplexität in den Griff bekommen. Wenn wir versuchen, komplex zu denken und zu sprechen, werden wir zunehmend verwirrter. Unser Verstand kann die Komplexität und die damit verbundene maximale Interdependenz[1] des Systems und seiner Elemente, seine andauernde Dynamik, und nicht zuletzt die Gleichzeitigkeit bzw. Zeitunabhängigkeit, die allen Systemen zu eigen sind, nicht erfassen. Systeme sprechen eine eigene, eine systemische Sprache. Aufstellungen offenbaren die Sprache der Systeme – sie sind deren Medium.

Die systemische Metamethode

Die Tatsache, dass wir heute in den unterschiedlichsten Bereichen mit Aufstellungen erfolgreich arbeiten, zeigt ihre wahre Größe. Systemaufstellung ist eine systemische Metamethode, die – unter Berücksichtigung der jeweiligen Spezifika – für jedes Beziehungssystem im Kontext von Analyse und Stabilisierung, Veränderung und Weiterentwicklung funktioniert. Hier stehen wir beinahe noch immer am Anfang der Anwendungsmöglichkeiten. Dabei zeigen unsere zahlreichen Arbeits- und Expertengruppen – sei es neben dem individualtherapeutischen Bereich z.B. in den Bereichen Architektur, Homöopathie, Pädagogik, Persönlichkeits- und Personalentwicklung oder auch Organisation und Business – dass es einen Bedarf an vertiefter Forschung und weiterführender Entwicklung gibt. Darüber hinaus entstehen kollegiale Forschungsprojekte zu grundsätzlichen Fragen der Aufstellungsarbeit, wie die jüngste Initiative der Deutschen Gesellschaft für Systemaufstellungen beispielhaft zeigt. Hier soll die Wirkung des Aufstellers auf die Aufstellung untersucht werden.

---

[1] interdependent = gegenseitig voneinander abhängig

Aufstellungen verstehen: understand

Im Englischen heißt verstehen: to understand. Darin klingt ein „standing under" (unter etwas stehen) an. Ich weise auf diese besondere Begrifflichkeit hin, weil wir in systemischen Aufstellungen auf ein komplexes System schauen, das größer ist als wir. Und weil das System und seine Sprache größer als unser Verstand sind, stehen wir mit einer inneren Haltung des „understanding" förmlich unter diesem Größeren und schauen auf das, was es uns offenbart. Aufstellungen zeigen uns die Größe der Systeme, und sie lassen sie uns unmittelbar erleben.

Die Größe der Aufstellungsmethode hat also mit zahlreichen Aspekten zu tun, die mit ihr einhergehen und erst verstanden werden können, wenn sie zu einer ganzheitlichen Betrachtung zusammengefügt werden. Die Größe hat zugleich etwas mit der Komplexität des Systems selber zu tun, dessen untrennbarer Teil wir sind – eben auch in einer Aufstellung. Diese Komplexität berührt die Grenzen unseres rationalen Verstandesvermögens im Alltag. Erstens können wir uns schwerlich selbst betrachten. Zweitens erleben wir als Mitglied unserer Systeme das Miteinander aus der verbundenen Innensicht und können nicht zur selben Zeit unverbunden – also abgetrennt vom Ganzen – auf unser Miteinander schauen.

Genau das aber tun wir in Aufstellungen: Wir schauen als untrennbarer Teil des Ganzen – und zugleich losgelöst vom Ganzen – auf das Ganze: By being inside the box we look from outside on the box. Ich schreibe das hier im Englischen, weil das Bild der Box so gut vermittelt, worum es geht. Um diese neue Erfahrung des zeitgleichen Eingebunden- und Losgelöst-Seins annehmen zu können, braucht unser Verstand darunter „einen guten Platz". Diesen Platz findet er, wenn wir die innere Haltung des „understanding" einnehmen.

Es geht dabei nicht darum, „mal den Verstand auszuschalten", wenn wir Aufstellungen verstehend durchdringen wollen. Es geht vielmehr darum, es mit dem Verstand zu tun, denn er ist untrennbarer Teil unseres organischen Systems. Und ihn zu übergehen, bzw. ihn nicht in unsere Erkenntnis mit einzubeziehen, wäre doch wirklich schade.

DIE ASPEKTE VON AUFSTELLUNGEN

Um zu verstehen, warum eine Aufstellung funktioniert, ist es hilfreich, die verschiedenen Aspekte zu kennen, die sich in Aufstellungen in ihrer systemischen Funktionsweise verdichten und verbinden. In diesem Kapitel zeige ich die wesentlichen Aspekte auf und biete Ihnen dabei zugleich eine Übersicht über das, was Sie in den darauffolgenden Kapiteln erwartet.

Erstens: Das Kapitel über Wahrnehmung und Wahrheit

Eine grundlegende Notwendigkeit in Aufstellungen ist unsere Bereitschaft zu bewusster Wahrnehmung. Ohne sie geht es nicht in Aufstellungen. Dass wir alle zu bewusster Wahrnehmung fähig sind, steht dabei außer Frage.

Im ersten Teil des Kapitels betrachte ich verschiedene Fragen zur Wahrnehmung. Welche Möglichkeiten der Wahrnehmung gibt es? Wie nehmen wir gemeinhin wahr? Was meinen wir, wenn wir von normaler und in Abgrenzung dazu von paranormaler Wahrnehmung sprechen? Welche Funktion haben unsere Wahrnehmungen im Kontext unserer Selbstidentifikation? Wie gehen wir deshalb mit unseren Wahrnehmung im Alltag um? Welche Funktion haben Wahrnehmungen in Aufstellungen? Und warum bewerten wir unsere Wahrnehmungen hier ganz anders als im Alltag? Ich nehme zu den einzelnen Fragen Stellung und füge sie für ein erstes vertieftes Verständnis von Aufstellungen zu einer Erklärung zusammen.

Der Begriff Wahrnehmung impliziert, dass es sich hierbei um einen Vorgang handelt, bei dem wir etwas als wahr – als Wahrheit – (an-)nehmen, bzw. vermuten. Gibt es diese Wahrheit überhaupt? Dieser Frage widme ich mich im zweiten Teil des Kapitels. Mit Blick auf unseren alltäglichen

Umgang mit der Wahrheit stelle ich Ihnen verschiedene Ansichten zur Wahrheit sowie erkenntnistheoretische Ansätze als Bedingung für unsere Erkenntnis der Wahrheit vor.

Anschließend erläutere ich, warum wir in Aufstellungen einen ganz anderen Zugang zur Frage nach der Wahrheit haben und warte in Konklusion mit einer Definition von systemischer Wahrheit auf, die verdeutlicht, welche Art von Wahrheit Systemen und damit eben auch Aufstellungen zu eigen ist.

Zweitens: Das Kapitel über Relativität, Zeit, Energie, Licht und Information

In systemischen Aufstellungen geht es um die Beziehungen eines Systems, seien es die Beziehungen seiner inneren Aspekte zueinander oder die Beziehungen des Systems zu seinem Umfeld. Eine Beziehung impliziert, dass die Beziehungspartner grundsätzlich relativ zu verstehen sind. Deshalb ist Relativität eine Eigenschaft von Systemen. Im ersten Teil des Kapitels erläutere ich die verschiedenen Aspekte der systemischen Relativität und ihre Bedeutung im Aufstellungskontext.

Untrennbar verbunden mit der Relativität sind die Erkenntnisse über die Relativität von Zeit und Raum, wie sie Albert Einstein vor rund 100 Jahren formuliert hat. Er nannte die besondere Beziehung von Raum und Zeit „Raumzeit", und diese hat einen wesentlichen Stellenwert in Aufstellungen. Im zweiten des Teil Kapitels betrachte ich die relativen Aspekte von Raum und Zeit im Kontext der Aufstellungen und erläutere die hierbei auftretenden Zeitphänomene.

Einstein hat sich außerdem intensiv mit dem Licht befasst und auch hier bahnbrechende Erkenntnisse gewonnen, die von anderen Wissenschaftlern weiter verfolgt wurden. Deren Erkenntnisse offenbaren – ebenso wie Einsteins Erkenntnisse – erhellende Hinweise in Bezug auf Energie und Information, die in Aufstellungen eine entscheidende Rolle spielen. Im dritten Teil erläutere ich die wissenschaftlichen Errungenschaften mit Blick auf das „wissende Feld" und biete eine Erklärung dafür, warum wir in Aufstellungen Zugang zu Informationen haben, die uns im Alltag meistens verborgen bleiben.

Drittens: Das Kapitel über Intention, Beobachtung, Verschränkung

In Aufstellungen zeigt sich der – uns immer wieder verblüffende – Aspekt, dass wir offensichtlich genau das System aufstellen, das der Klient anschauen wollte. Wir können außerdem beobachten, dass die Stellvertreter hilfreiche Hinweise für ein vertieftes Verständnis und/oder für eine Verbesserung der Systembeziehungen bieten. Offensichtlich spielt die Verbindung von Intention und Beobachtung eine wesentliche Rolle in Aufstellungen. Dieser Verbindung widme ich mich im ersten Teil des dritten Kapitels. Ich stelle Ihnen hierzu Erkenntnisse aus der Quantenphysik und der Wahrnehmungspsychologie vor und stelle sie in direkten Bezug zu den Phänomenen in Aufstellungen.

Besonders verblüffend erscheint uns in Aufstellungen die Tatsache, dass Stellvertreter Gefühle und Gedanken der Systemelemente haben, für die sie stehen, und dass sie darüber hinaus die wesenstypische Mimik, Sprechweise und Körperhaltung der Personen spiegeln, die sie vertreten. Stellvertreter und Stellvertretene gehen also ganz offensichtlich eine Verbindung ein, die für uns jedoch keinesfalls sinnlich erfahrbar ist – wir können sie weder sehen, noch hören, geschweige denn anfassen. Darüber hinaus scheint es auch eine Verbindung zwischen dem aufgestellten und dem realen System selber zu geben – das eine wirkt direkt auf das andere.

Diese Umstände lenken anschließend meinen Blick auf das spannende Thema der Verschränkung. Diesbezüglich haben Quantenphysiker herausgefunden, warum Systeme über weite Entfernungen instantan, d.h. ohne Zeitbedarf für eine Informationsübertragung miteinander „korrespondieren". Angesichts dieses wissenschaftlichen Meilensteins erscheint der Transfer von der Quanten- auf die Makroebene der Aufstellungen als kleiner Schritt, den ich Ihnen aufzeigen werde. Im Kontext der Verschränkung drängt sich schließlich die Vermutung auf, dass es ein Systembewusstsein gibt. Warum das so ist, lege ich im letzten Teil des Buchs dar und zeige auf, welche Konsequenzen sich hieraus für ein Verständnis dafür ergeben, warum Aufstellungen funktionieren.

Die Grafik zeigt Ihnen noch einmal eine Übersicht über die Themenbereiche, die ich im Kontext der Frage, warum Aufstellungen funktionieren, nacheinander betrachte und Schritt für Schritt zu einem erklärenden Ganzen verbinde.

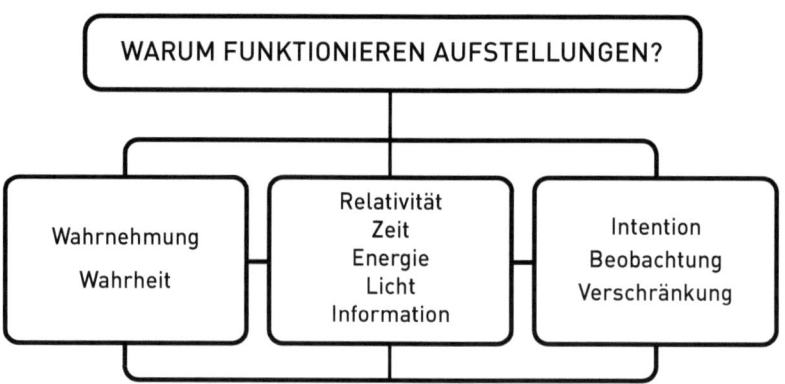

WARUM FUNKTIONIEREN AUFSTELLUNGEN?

| Wahrnehmung Wahrheit | Relativität Zeit Energie Licht Information | Intention Beobachtung Verschränkung |

WAHRNEHMUNG UND WAHRHEIT

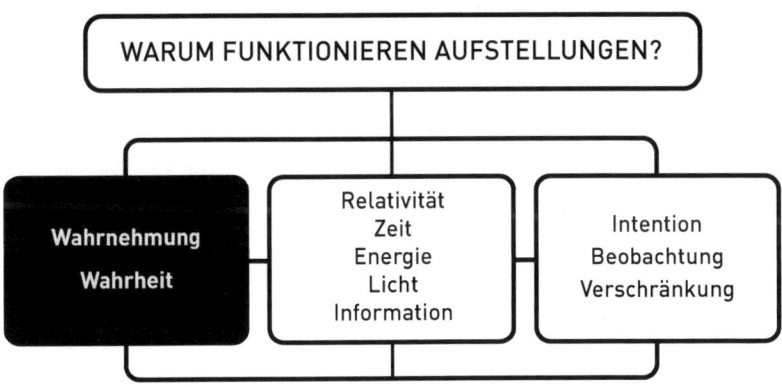

Im ersten Teil dieses Kapitels betrachte ich alle Aspekte der Wahrnehmung. Ich iege dar, wie wir im Alltag mit Wahrnehmungen umgehen und wie unser Umgang mit ihnen in Aufstellungen ist. Weil Wahrnehmung impliziert, dass es etwas Wahres gibt, betrachte ich im zweiten Teil die Frage nach der Wahrheit und zeige auch hier auf, wie unterschiedlich unser Verständnis von Wahrheit im Alltag und in Aufstellungen ist. Aus diesen Betrachtungen entwickele ich Schlussfolgerungen für die Frage, warum Aufstellungen funktionieren, die zugleich eine Definition der Systemwahrheit vorstellen.

In unserem alltäglichen Miteinander haben unsere Wahrnehmungen einen gänzlich anderen Stellenwert bzw. eine ganz andere Bedeutung als in Aufstellungen. Warum ich das sage, und was ich damit meine, wird bei meiner folgenden Betrachtung des Umgangs mit den verschiedenen Formen unserer Wahrnehmung im Alltag und in Aufstellungen deutlich.

Sinnliche Wahrnehmung im Alltag

Wir können feststellen, dass unsere Wahrnehmungen im Alltag die Grundlage für unsere Identifikation von „ich" und unsere Abgrenzung von „Du" bzw. von „Welt" sind.

Dass wir sehen, hören, riechen, tasten und schmecken können, verdanken wir unseren Sinnen. Wir sprechen deshalb von sinnlicher Wahrnehmung. Die sinnliche Wahrnehmung gibt uns – so sie denn im Bereich des Faktischen bleibt – selten Anlass zu Meinungsverschiedenheiten. Wir sehen einen Baum, hören ein vorbeifahrendes Fahrzeug, riechen ein Gewürz, schmecken etwas Salziges oder ertasten einen weichen Gegenstand. Dass das so ist, darüber sind wir uns im Wesentlichen einig. Es gibt also unwidersprochene Fakten als Grundlage für unsere sinnliche Wahrnehmung.

Das Faktische allein aber hat keine weitere Bedeutung für uns, wenn es nichts mit uns zu tun hat. Und deshalb setzen wir uns automatisch in eine wie auch immer geartete Beziehung zu dem, was wir wahrnehmen – oder umgekehrt: Wir setzen das, was wir sinnlich wahrnehmen, in eine Beziehung zu uns selbst. Das sieht dann in etwa so aus, dass wir etwas auf eine bestimmte Art sehen – „ich sehe das so / es sieht so aus wie...", hören – „es klingt wie.../ es hört sich so an, als ob...", riechen –„es riecht nach/ wie...", schmecken –„es schmeckt wie/nach..." oder durch Tasten fühlen „es fühlt sich an wie...".

Angesichts dessen wird deutlich, dass unsere sinnliche Wahrnehmung von Fakten lediglich der Anlass für unsere subjektiven Assoziationen und Bewertungen ist. Unsere Wahrnehmungen sind der Anlass für die Entwicklung unseres Verständnisses von und unseres Zugangs zur Welt. Sinnliche Wahrnehmung ist sinnorientiertes individuelles Welterleben.

Genau das meint auch der Terminus „sinnliche Wahrnehmung": Wir nehmen mit Hilfe unserer Sinne etwas als wahr an, das wir in einen für uns sinnvollen – und deshalb für uns wahren – Zusammenhang gebracht haben. Dieser innere Zusammenhang ist ein denkbar maximal komplexes Gebilde aus unseren lebenslangen Erfahrungen und Begegnungen, das es in dieser Ausprägung kein zweites Mal gibt. Wir sind einzigartig und begreifen unsere Welt einzigartig.

Wir brauchen Begriffe, um – wie es das Wort bereits andeutet – zu begreifen. Mit Hilfe der Begriffe fassen wir die Welt im wahrsten Sinne des Wortes an. Deshalb hat Begreifen immer auch etwas mit Nähe zu tun: Ich kann die Welt nur begreifen, wenn sie mir und meinem eigenen Platz, wenn sie also meinem eigenen Erleben – und damit meinem Leben – nahe ist. So wird im Alltag mein Annehmen dessen, was ist, zu meinem subjektiven Begreifen mit dem Ziel, mich selbst zu identifizieren und einen guten Platz für mich zu finden, um mich dann im Umfeld zu verbinden.

Unsere sinnliche Wahrnehmung ist der andauernde Prozess der Erschaffung unserer eigenen Welt. Demnach gibt es so viele Parallelwelten wie Menschen auf der Erde. Sie sind präzise voneinander abgegrenzt. Abgrenzung meint hier sowohl das Moment der Distanzierung als auch der Kontaktaufnahme von „ich" und „Du". Angesichts unserer Parallelwelten ist es nicht verwunderlich, dass unser Miteinander schwierig ist – zumal dann, wenn wir versuchen, unseren Schwierigkeiten mit dem Mitteln unserer Sprache zu begegnen. Dann nämlich verwenden wir Begriffe, und genau hier schließt sich der Kreis des subjektiven Wahrnehmens und Begreifens: Unsere Begriffe sind Ausdruck unseres Begreifens. Dieser Kreis scheint – zumindest in unserem Alltag – zunächst geschlossen zu sein und sich im Laufe unseres Lebens wieder langsam zu öffnen. Unsere Bereitschaft und unsere Fähigkeit, die verschiedenen Parallelwelten neben unserer eigenen gelten zu lassen, ohne dass wir uns dabei in Frage gestellt fühlen, setzt erfahrungsgemäß unsere persönliche Reife voraus.

Natürlich muss es nicht immer zu Missverständnissen durch unsere Parallelwelten kommen. Was in unserem Miteinander aber immer geschieht, ist Auseinandersetzung. Ich meine hier Auseinandersetzung wortwörtlich – sie sagt: „Hier bin ich und da bist Du". Die andauernde Kontextualisierung der eigenen sinnlichen Wahrnehmungen – das Zusammenfügen von einzelnen Aspekten zu einem subjektiven Sinn – sorgt dafür, dass wir uns identifizieren und damit vom „Nicht Ich" abgrenzen. Wir setzen uns auseinander, damit wir „ich" und „nicht ich" sagen können. Unsere Kontextualisierung unterscheidet unser „ich" vom „Nicht Ich", bzw. vom „Du", und unsere alltägliche Sprache mit ihren Begriffen ist andauernder Ausdruck dessen.

Energetische Wahrnehmung im Alltag

Neben unserer sinnlichen Wahrnehmung gibt es auch unsere Wahrnehmung ohne Zuhilfenahme der Sinne. Ich nenne sie „energetische Wahrnehmung", weil sie mit den Schwingungen von Energien verbunden ist.

Die uns am ehesten vertraute energetische Wahrnehmung ist das Gefühl. Nach unserem Verständnis sind unsere Gefühle direkt mit der Psyche verbunden. Sie sind der Ausdruck unserer psychischer Schwingungen. Psyche wiederum gilt uns als Sammelbegriff für das physische Innenleben, für unser inneres Erleben von Welt. Ebenso wie unsere sinnlichen Wahrnehmungen offenbaren auch unsere Gefühle unser individuelles Welterleben. Für uns sind unsere Gefühle unzweifelhafte Wahrheit – wir erleben sie in den allermeisten Fällen als unbestechliche Zeugen unserer Wahrnehmungen. Für unsere Außensicht gilt das nicht. Wir betrachten die Gefühle der Anderen als Ausdruck ihres individuellen Soseins.

Selten oder eigentlich niemals aber gelten uns fremde Gefühle als Ausdruck einer unzweifelhaften Wahrheit. Wir betrachten sie daher als nicht verbindlich. Wir verstehen jede Gefühlswelt als autonom – ebenso wie die Handlungen, die sich daraus ergeben. Wir sagen „Es mag sein, dass es sich für Dich so anfühlt – für mich fühlt es sich anders an". Im Alltag sind deshalb für uns lediglich die Folgen objektiv und verbindlich, die sich aus den Gefühlen anderer für uns ergeben können. Wenn sie uns lieben, sauer auf uns sind oder traurig auf uns reagieren, dann sind wir objektiv betroffen.

Für unsere Gefühle gilt deshalb gemeinhin dasselbe wie für unsere sinnlichen Wahrnehmungen. Sie dienen der Identifikation unseres „Ich" und ihre Funktion ist die Abgrenzung zum „Du". Wie bei unseren sinnlichen Wahrnehmungen entstehen auch hier von Mensch zu Mensch komplexe Gefühlswelten, die in sich geschlossen scheinen und eine Logik besitzen, die sich – wenn überhaupt – nur dem erschließt, der fühlt.

Neben unseren Gefühlen gibt es außerdem noch eine ganze Reihe von energetischen Wahrnehmungen, die wir nicht selten als „Hellsehen" bezeichnen. Mit Hellsehen meinen wir ein inneres „Sehen", eine Wahrnehmung jenseits von Gefühlen und auch jenseits unserer physischen Fähigkeit, Informationen über die Augen ins Hirn zu leiten und sie dort zu verarbeiten. Dabei verstehen wir das Hellsehen als besondere Fähigkeit. Ob es sich aber hierbei um eine Fähigkeit handelt, können wir nicht mit Sicherheit behaupten, weil wir nicht wissen, ob das, was derart wahrgenommen wird, den Fakten entspricht. Die Kombination der Wörter „sehen" und „hell" verweist darauf, dass wir diese Art der Wahrnehmung mit etwas Hellem – mit Licht – in Verbindung setzen. Diesen Licht-Aspekt werde ich später noch in Bezug auf das Wissen, das in Aufstellungen auftaucht, vertiefen.

Dass wir beim Hellsehen oft von Übersinnlichkeit und nicht von Un-Sinnlichkeit sprechen, könnte ein Hinweis auf unsere spezielle Bewertung einer solchen Art der Wahrnehmung sein. Wir weisen der übersinnlichen Wahrnehmung vielleicht einen Stellenwert zu, der über die Sinne hinausgeht, und deshalb eine höhere Qualität hat. Zugleich aber wissen wir, dass nicht wenige von uns davon überzeugt sind, dass „Hellsehen" tatsächlich blanker Unsinn ist. Wir begeben uns also angesichts der Begriffe „Hellsehen" und „übersinnlich" auf das Glatteis des möglichen Belächelt- oder gar des Verachtet-Werdens. Tatsache ist zugleich, dass es das Phänomen des „Hellsehens" so lange gibt, wie es uns Menschen gibt.

Die hellsehende Wahrnehmung von etwas, das in der Gegenwart stattfindet, wird auch „Paragnosie"[1] genannt. Zu dieser Art der Wahrnehmung gehört die Telepathie[2], also die Fähigkeit, die Gedanken anderer zu „lesen". Bei der Telepathie können wir etwas wahrnehmen, was wir uns immerhin unmittelbar bestätigen lassen und dadurch als „wahr" beweisen können. Wir können den, dessen Gedanken wir lesen, fragen: „Ist das, was ich wahrnehme, tatsächlich das, was Du denkst?"

Hellsehend wahrgenommen werden können aber auch geistige oder spirituelle Botschaften, die – schaut man auf unsere im Alltag geltenden Bedingungen für den Beweis dafür, dass etwas wahr ist – nicht bewiesen werden können. Das Geistige kann schließlich nicht befragt werden. Und: Würden wir es befragen können, es würde oder könnte nicht antworten; und wenn es das doch könnte und auch täte, dann wäre es für uns keinesfalls hörbar, jedenfalls nicht mit einer sinnlich wahrnehmbaren Stimme. Die Antwort könnten wir insofern – wenn überhaupt – wiederum nur übersinnlich, also telepathisch wahrnehmen. Ist eine solche Wahrneh-

---

[1] griechisch, para = jenseits, cognitio = das Erkennen
[2] griechisch, tele = fern, pathos = Erfahrung, Einwirkung

mung nur einigen von uns gegeben, dann können wir weder durch logische Stringenz, noch mittels eigener sinnlicher Wahrnehmungen einen Beweis über die Richtigkeit herbeiführen. Wir befinden uns unvermittelt an der Grenze zwischen Wissen und Glauben. Wir glauben dem, der eine übersinnliche, eine spirituelle Wahrnehmung hat, oder wir glauben ihm nicht.

Es gibt auch hellsehende Wahrnehmungen, die sich auf die Vergangenheit beziehen. Man nennt sie man „Retrokognition"[1a] oder auch „Postkognition"[1b]. Und schließlich gibt es noch hellsehende Wahrnehmungen der Zukunft. Wir nennen sie „Präkognition"[2] und in den meisten Fällen meinen wir diese, wenn wir vom Hellsehen sprechen. Wir assoziieren das Empfangen oder die Wahrnehmung von Botschaften darüber, wie etwas in der Zukunft sein wird.

All diese Formen der hellsehenden Wahrnehmung jenseits unserer Gefühle und unserer sinnlichen Wahrnehmungen verbindet die Tatsache, dass sie nach unserem herkömmlichen Verständnis keinesfalls als „objektiv wahr" bewiesen werden können. Sie sind weder sinnlich, noch logisch, noch im Wiederholungsversuch verifizierbar. Wir geben ihnen insofern einen höchst variablen Stellenwert – abhängig von der grundsätzlichen Haltung, mit der wir ihnen jeweils begegnen. Unser alltäglicher Umgang mit dem Hellsehen bewegt sich deshalb zwischen den Extremen der absoluten Gläubigkeit und der radikalen Ablehnung.

Entscheidend ist für uns dabei immer die Frage, ob das, was hellsehend wahrgenommen wird, tatsächlich auch wahr ist. Und nicht zuletzt offenbart sich auch hier etwas Wesentliches bei unseren Umgang mit der Wahrnehmung: Wir gehen offensichtlich davon aus, dass es etwas Wahres gibt, das genommen werden kann.

[1ab] lateinisch, retro = rückwärts / post = hinter, nach; cognitio = das Erkennen
[2] lateinisch, prae = vor, cognitio = das Erkennen

Unsere sinnlichen und fühlenden Wahrnehmungen dienen also erstens der Identifikation von „Ich" und damit der Identifikation von „Nicht ich", also von „Du". Ihre Funktion ist dadurch zweitens die Abgrenzung – inklusive der Definition der Kontaktlinie für die Begegnung bzw. für die Verbindung von „Ich" und „Du". Drittens spielt die Frage nach einer als objektiv erkannten Wahrheit eine entscheidende Rolle für unsere Bewertung und damit auch für unsere Akzeptanz der Wahrnehmungen.

Systemische Wahrnehmung in Aufstellungen

In Aufstellungen begegnen wir unseren Wahrnehmungen grundlegend anders. Für die sinnlichen Wahrnehmungen wie für die Gefühle gilt uns hier: Sie haben innerhalb der Systeme keine wirkliche Bedeutung für unsere persönliche Identifikation. In Aufstellungen ist ihre primäre Funktion die Auskunft über die Qualität der Beziehungen. Hierbei geht es uns nicht darum, zu identifizieren, „wo ich aufhöre und wo Du anfängst".

Es geht uns ausschließlich darum, wahrzunehmen, welche Qualität die Beziehung von A und B hat, und wie sich diese durch Veränderungen in der Position oder durch bestimmte Sätze ändert. Und anders als im Alltag ist hierbei für uns von keinerlei Bedeutung, ob unsere Wahrnehmungen subjektiv oder objektiv sind – ob sie also ausschließlich für uns, die wir sie haben, gelten, oder ob sie grundsätzlich gelten, weil wir sie haben.

Unser fundamental anderer Umgang mit unseren Wahrnehmungen – seien sie sinnlicher oder energetischer Natur – wird in Aufstellungen besonders dann offensichtlich, wenn wir als Stellvertreter nicht für Personen, sondern wenn wir für Aspekte, Qualitäten oder gar Dinge stehen. Als Stellvertreter haben wir dabei Wahrnehmungen, die wir als Auskunft über die Qualität der Beziehungen im Feld unhinterfragt und unwidersprochen akzeptieren.

Systeme sprechen eine andere Sprache der Verständigung und diese systemische Sprache wird in Aufstellungen abgebildet und angenommen: Mit dem, was wir in Aufstellungen aussprechen, sagen wir etwas über die Beziehungswirklichkeit. Wir offenbaren das Wirkgefüge im System. So sehr wir auf Identität und Identifikation in unserem Alltag angewiesen und andauernd damit beschäftigt sind, so zweitrangig und manchmal sogar unwichtig wird genau dieser Aspekt für uns in Aufstellungen. Hier wandelt sich das individuelle Subjekt zum systemischen Element im Muster der Beziehungsgeflechte. Zwar spielt die Abgrenzung für uns auch hier eine Rolle – denn schließlich bleiben wir als Systemelement als solches erhalten. In Aufstellungen dient die Abgrenzung aber nicht unserer Identifikation, sie dient ausschließlich unserer Beziehungsverbindung.

Auch wenn wir uns einzelnen Menschen und deren inneren Beziehungen widmen, gilt unser Blick in Aufstellungen weniger der individuellen Biografie mit ihren faktischen Ereignissen als vielmehr dem „Qualitätsmanagement" der inneren Beziehungen. Für unser System ist es zweitrangig, warum wir etwas auf eine bestimmte Art tun. Entscheidend für unser System ist der Blick auf das systeminnere Zusammenspiel seiner Aspekte oder Elemente. Und was für uns und unser inneres System gilt, gilt dann eben auch für uns und unsere äußeren Systeme.

Unsere alltägliche Notwendigkeit zu Identifikation und Abgrenzung erklärt vielleicht, warum es für uns gemeinhin so schwer zu erkennen ist, dass wir systemisch zu leben. Weil wir uns aber Zeit unseres Lebens in Systemen bewegen, ist es uns unmöglich, nicht systemisch zu leben. Es wäre wider unsere Natur. Tatsächlich aber werden uns der systemische Blick und das systemische Erleben oft erst durch die Sprache der Systeme ermöglicht, die wir mit Aufstellungen offenbaren.

Das ermöglichen wir vor allem durch den Einsatz von Stellvertretern. Sie sind weder mit biographischen „Dramen" noch mit anderen individuellen Geschichten identifiziert – sie stehen gewissermaßen als ein nicht persönlich betroffenes Beziehungselement im System. Unabhängig davon, wie heftig unser Erleben auf einer Position auch sein mag, unsere Funktion als Stellvertreter ist die Auskunft über unser Erleben und Wahrnehmen der Beziehungsqualität für diese Position im Feld.

Die Frage, ob wir dabei etwas „Wahres" wahrnehmen, stellt sich uns hierbei nicht. Unsere alltägliche Frage nach der Wahrheit spielt deshalb in Aufstellungen auch bei den hellsehenden Wahrnehmungen – ungeachtet der Zeitdimension – keine Rolle. Tatsächlich pflegen wir z.b. bei der Aufstellung unserer Herkunftssysteme einen nachgerade selbstverständlichen Umgang mit unseren Wahrnehmungen, die sich ja ganz offensichtlich auf die Vergangenheit beziehen. Wir stehen in einem Feld und nehmen war, was in der Vergangenheit im System eines Klienten geschehen ist, ohne eine „faktische" Kenntnis über die einzelnen Vorfälle zu haben. In manchen Aufstellungen nehmen wir sogar Momente oder Umstände aus der Vergangenheit wahr, die im realen System bis dahin entweder verschwiegen oder sogar unbekannt waren, und von denen sich bei nachträglicher Überprüfung herausstellt, dass sie tatsächlich stattgefunden haben. Im Alltag würden wir eher skeptisch auf solche Wahrnehmungen reagieren. Aufstellungen aber – und insbesondere solche von Herkunfts-, also Vergangenheitssystemen – wären ohne solche Retro- oder Postkognitionen schlechterdings nicht vorstellbar.

Systeme sind immer komplex. Ihre Elemente sind alle miteinander verflochten – sei es direkt oder indirekt. Deshalb ist die Sprache der Systeme ausschließlich beziehungsbezogen, oder anders: Sie ist systemisch. Die systemische Sprache versteht unsere Wahrnehmungen ausschließlich in Bezug auf den Resonanzraum, in dem wir uns in diesem Moment befinden. Dabei ist es irrelevant, ob unsere Wahrnehmungen sinnlich oder energetisch sind. Ebenso bedeutungslos für die Akzeptanz ist in der Sprache der Systeme auch die Frage, ob unsere Wahrnehmungen sich auf die Systemvergangenheit, seine Gegenwart oder gar seine Zukunft beziehen – dann, wenn in der Aufstellung Entwicklungen geschehen, die im realen System noch nicht stattgefunden haben.

Unsere systemischen Wahrnehmungen in Aufstellungen dienen also erstens unserer Bewusstwerdung der Beziehungsqualitäten. Sie beziehen sich dabei zweitens weniger auf uns Mensch als Individuum sondern vielmehr auf uns als Beziehungselement – weshalb wir nicht nur mit Menschen sondern mit jedem nur denkbaren Aspekt als Systemelement in Aufstellungen arbeiten können. Sie finden hier schließlich drittens in einem Zustand der Gleichzeitigkeit von Vergangenheit, Gegenwart und Zukunft statt.

THESE 1

Aufstellungen funktionieren, weil hier unser Umgang mit unseren Wahrnehmungen systemisch und deshalb ein ganz anderer ist, als in unserem Alltag.

Unsere Wahrnehmung richtet sich ausschließlich auf die Qualität der Beziehungen. Die „Richtigkeit" unserer Wahrnehmungen stellen wir dabei nicht in Frage.

Die Wahrheit als Konzept

Unsere Idee einer Wahrheit, die, wenn wir von Wahrnehmung sprechen, immer mitschwingt, hat in unserem alltäglichen Umgang eine ganz andere Bedeutung als die Wahrheit der Beziehungswirklichkeit, die sich in Aufstellungen unmissverständlich und unwidersprochen zeigt. Die Wahrheit, von der wir im Alltag sprechen, ist ein Konzept.

Ich weiß nicht, ob Sie diese Frage kennen: „Warum hat das Huhn die Straße überquert?" Sie erschien erstmals 1874 in der New Yorker Monatszeitschrift Knickerbocker mit folgendem Text:

> „Es gibt Witze, die wie Rätsel daherkommen, aber keines sind. Hier ist ein solcher: Warum überquert das Huhn die Straße? Sie wissen es nicht? Sind Sie überhaupt da? Geben Sie auf? Nun, hier ist die Antwort: Weil es auf die andere Seite will!"

Die Resonanz auf die Veröffentlichung war enorm, und die Leser sahen sich nun ihrerseits ermutigt, eigene Antworten zu formulieren. Die Verbreitung glich einem Lauffeuer: Hühnchen-Straßenüberquerungstheorien wurden in Folge kultur- und nationenübergreifend formuliert und einzelnen Geistesgrößen der Menschheitsgeschichte zugeordnet – exemplarisch für deren Vorstellung von vermeintlich objektiver, einzig wahrer Wahrheit. Die Liste der möglichen Antworten wird – so scheint es – seit 1874 kontinuierlich aktualisiert. Manche der den Geistesgrößen in den Mund gelegten Überzeugungen über die Wahrheit sind regelrecht berühmt geworden.

So wird z.B. Buddha diese Antwort zugeschrieben: „Mit dieser Frage verleugnest Du Deine Hühnchennatur". Eine andere lässt Moses antworten: „Und Gott stieg aus den Himmeln und Er sagte zum Huhn: Du sollst die Straße überqueren. Und das Huhn überquerte die Straße, und es war ein Frohlocken."

Das Studium der verschiedenen hühnchenorientierten Wahrheitskonzepte gerät förmlich zu einer Form von Verstandes-Yoga. Mit der Flexibilität, die es braucht, die Perspektive einzunehmen, aus der die jeweilige Hühnchen-Überquerungstheorie formuliert wird, dehnen sich mit jeder neuen Perspektive die Begrenzungen des eigenen Verstands. Die vermeintlich objektive Wahrheit all dieser Antworten ist immer eine andere. Wahrheit, so wie wir sie im Alltag gemeinhin verstehen, gibt es nicht. Wahrheit ist ein Konzept.

Unsere individuellen Welterklärungen im Alltag schwellen förmlich zur „objektiven" Wahrheit, auch wenn unsere Erkenntnis eine subjektive Idee darüber ist, wie die Welt, und wie die Dinge sind. Die Tatsache, dass die Hühnchenfrage so viele von uns zum Mitmachen angeregt hat und immer noch anregt, ist zugleich ein Hinweis darauf, wie sehr es uns bewegt, der Wahrheit auf die Spur zu kommen. Es zeigt auch, wie viel Freude wir dabei haben, die Perspektive eines Anderen einzunehmen und zu verstehen, wie er die Welt sieht – möglicherweise erkennt er ja die einzig wahre Wahrheit.

Zwar tauchte die Hühnchenfrage erst gegen Ende des 19. Jahrhunderts auf. Über die Wahrheit aber denken wir nach, so lange es uns gibt. Die Frage nach der Wahrheit hat mit der Disziplin der Philosophie[1] begonnen. Sie gilt als Mutter aller Wissenschaftenn und hier haben wir uns seit jeher mit vier Bereichen beschäftigt – erstens mit der Logik als Lehre des richtigen Denkens, zweitens mit der Ethik als Lehre für unser richtiges Handeln, drittens mit der Metaphysik als Lehre des Seins und der wahren Wirklichkeit und schließlich viertens mit der Erkenntnistheorie als Lehre

---

[1] griechisch, philosophía = Liebe zur Weisheit

der Bedingungen für unsere Erkenntnis der Wahrheit.

Unser tagtägliches Ringen um Wahrheit ist wirklich weitreichend – es umfasst alle Bereiche unseres Seins. Dabei gibt es für uns nur eine wirklich letzte Frage, und sie lautet: „Was ist Wahrheit?".

Ob Philosoph oder nicht – wir alle hatten und haben eine ganz eigene Wahrnehmung von der Welt. Unsere Gedanken kreisen und kreisen unermüdlich um die Fragen, wer oder was Gott – und ob überhaupt, was die Natur, wer wir, und wie wir in der Natur, mit anderen Menschen und eben mit oder ohne Gott sind. Was dabei – wenn überhaupt – die Philosophen von uns „Normalsterblichen" unterscheidet, ist die Tatsache, dass Erstere mit allen Mitteln versuchen, ihre Version der Wahrheit argumentativ wasserdicht zu kriegen, während wir uns mitunter mit einfachen Behauptungen begnügen. Unabhängig aber von der Frage, ob Philosoph oder normalsterblich – wenn wir uns der Frage nach der Wahrheit nähern, stoßen wir schnell an die Grenzen unserer menschlichen Existenz. Wir können keine sinnlich erfahrbare Antwort darauf geben.

Im Lauf unserer Geschichte entstanden so zahllose Wahrheiten, die schließlich auch in unsere Wissenschaften Einzug hielten. Wahrheiten, die alle für sich die Erkenntnis der einzig wahren und damit der objektiven Wahrheit beanspruchten und noch immer beanspruchen. Wir führen ganze Bibliotheken über die Wahrheit.

Damit Sie ein Verständnis über die grundlegenden Ideen hierzu haben, ein Verständnis, das es braucht, damit sie verstehen, wie anders die Wahrheit der Systeme in Abgrenzung zu unseren individuell kreierten Wahrheitskonzepten tatsächlich ist, gebe ich Ihnen zunächst einen Überblick.

Drei Annahmen zur Wahrheit

Es gibt im Wesentlichen drei Verständnisansätze in Bezug auf die Wahrheit.

Der erste Ansatz sagt: Die Wahrheit ist, dass es eine objektive Wahrheit gibt. Die Wahrheit ist auch, dass wir die objektive Wahrheit erkennen können.

Von dieser objektiven Wahrheit waren wir in unserer westlichen Kultur jahrhundertelang überzeugt, und die Philosophen haben bis zum Zeitalter der Aufklärung um deren inhaltliche Festlegung gerungen. Dementsprechend gab es zahlreiche Auseinandersetzungen und auch Glaubenskriege um die einzig wahre, die objektive Wahrheit. Und obwohl schließlich die Philosophen der Aufklärung – allen voran Immanuel Kant – ein für alle Mal mit der Idee der objektiven Wahrheit aufgeräumt hatten, und wir doch seitdem alle für uns beanspruchen, aufgeklärt zu sein, spielt die einzig wahre, die objektive Wahrheit noch heute eine große Rolle in unserem Denken. Nicht zuletzt finden aktuell an mehreren Stellen der Welt Kriege im Namen der einzig wahren Wahrheit im Mantel religiöser Credos statt.

Die verschiedenen Interpretationen, die sich unter dem Ansatz der zu erkennenden objektiven Wahrheit vereinen lassen, habe eins gemeinsam: Sie alle sprechen von einer anderen objektiven Wahrheit, d.h. sie widersprechen einander – manchmal teilweise, manchmal fundamental. Dabei ergehen sie sich in ausgedehnten Gott-, Welt-, Natur- und Menschenerklärungen. Hier offenbart sich die vermeintlich objektive Wahrheit als unerschöpfliche Quelle endloser Widersprüche.

Der zweite Ansatz sagt: Die Wahrheit ist, dass es eine objektive Wahrheit gibt. Diese Wahrheit bleibt uns aber verborgen – weil unser Erkennen immer und ausschließlich subjektiver Natur ist.

Seinen Höhepunkt fand dieser Ansatz im Konstruktivismus und schließlich im radikalen Konstruktivismus. Die Vertreter dieser Richtungen sind davon überzeugt, dass wir die objektive Wahrheit nicht erkennen können und die Realität grundsätzlich konstruieren. Allgemeinbegriffe – wie z.B. Gerechtigkeit, Liebe oder Schönheit – sollen dabei nur in unserem Denken existieren. Realität wird durch unsere jeweilige subjektive Erkenntnis „erschaffen". Deshalb können wir keine objektiv richtigen Erkenntnisse haben.

Dass ein solcher Ansatz in sich widersprüchlich ist, liegt auf der Hand: Wenn Wahrheit nur in unserem Denken existiert, dann können wir erstens nicht wissen, ob es eine objektive Wahrheit gibt. Und zweitens können wir deshalb auch nicht wissen, ob es eine objektive Erkenntnis geben kann. Die Verneinung der Möglichkeit einer objektiv richtigen Erkenntnis impliziert jedoch, dass es ein „objektiv richtig" gibt. Woher aber sollen wir das angesichts unserer ausschließlich subjektiven Erkenntnis wissen? Dieser Widerspruch in sich gleicht dem sogenannten „Lügner-Paradoxon", das durch die Konstruktion des Kreters, der sagt, dass alle Kreter lügen, bekannt wurde.

Der dritte Ansatz sagt: Die Wahrheit ist, dass wir nicht wissen, ob es eine objektive Wahrheit gibt, weil wir ausschließlich subjektive Erkenntnisse haben. Ob dieser dritte Ansatz allerdings die Wahrheit ist, sollte unter der genannten Prämisse ebenfalls bezweifelt werden. Wenn es wahr ist, dass wir nicht wissen, dann wissen wir eben nicht, ob diese Aussage der Wahrheit entspricht. Auch hier erkennen wir die Paradoxie der Aussage, die eine in sich geschlossene, sich selbst widersprechende Aussage ist.

Was angesichts der drei Ansätze offensichtlich wird: Je mehr, je intensiver und je differenzierter wir versuchen, einer objektiven Wahrheit näher zu kommen, desto näher kommen wir an die Grenzen unseres Verstandesvermögens. Es ist uns unmöglich, eine Aussage über Wahrheit zu machen, ohne entweder in Auseinandersetzungen zu geraten, das Argumentationsgefüge zu vereinfachen oder aber Widersprüche in der eigenen Argumentation in Kauf zu nehmen. Und obwohl das so offensichtlich auf der Hand liegt, ringen wir seit jeher mit einer regelrechten Inbrunst um die verschiedenen Wahrheitskonzepte. Die fahlen Abbilder dieser ständigen Auseinandersetzungen um „richtig" und „falsch" erleben wir tagtäglich in unserem Alltag.

Dieser Umstand kann damit erklärt werden, dass es für uns als Individuen elementar ist, eine objektive, eine unumstößliche Wahrheit behaupten zu können. Denn unsere Behauptung einer solchen Wahrheit erlaubt uns zugleich, „ich" mit allen Konsequenzen zu behaupten. Ohne die Möglichkeit einer solchen Behauptung würden wir uns in einem andauernden Zustand der Selbstunsicherheit und des Zweifels befinden. Wir wären nicht sicher, ob es „ich" gibt – wir wären uns unserer selbst andauernd unsicher. Das aber stünde der biologischen Grundfunktion des Selbsterhalts unseres eigenen Systems fundamental entgegen: Als biologisches System müssen wir „ich" sagen können, damit wir zur Entität, zum Individuum[1], zu einer untrennbaren Einheit aus all unseren verschiedenen Aspekten werden, und damit wir dann schließlich als Individuum unsere Grenzen zu anderen „nicht Ichs" und zu unserem Umfeld markieren können.

Unser Alltag ist so gesehen von unzählbaren und denkbar unterschiedlichen, individuellen „Ich"-Behauptungen gekennzeichnet. Das erklärt auch, warum unsere Wahrnehmung immer auch Wahrheit, also das Annehmen einer von uns so gedachten Wahrheit impliziert. Hierbei offenbart

---

[1] lateinisch, individuus = unteilbar

sich noch ein weiterer Aspekt: Unser alltägliches Konzept von Wahrheit ist eine Verstandesleistung aus Logik und Vernunft: Nur mit unserem Vermögen zu denken und Schlussfolgerungen zu einer Erkenntnis zusammenzufügen finden wir Zugang zu einer für uns so überlebensnotwendigen Wahrheit. Je logischer und schlüssiger wir unsere Gedanken zu einer für uns sinnvollen Kette zusammenfügen, desto schlüssiger erscheint uns unsere Wahrheit und desto heißherziger verteidigen wir sie.

Es ist insofern nicht verwunderlich, dass sich im Verlauf des philosophischen Diskurses um die Definition der einzig wahren Wahrheit eine weitere Disziplin entwickelte – eine Disziplin, die angesichts der Meinungsverschiedenheiten antrat, zu untersuchen, unter welchen Bedingungen wir überhaupt einen erkennenden Zugang zur Wahrheit bekommen können. Diese Disziplin heißt Erkenntnistheorie und auch hier gibt es im Wesentlichen drei Annahmen.

Drei erkenntnistheoretische Annahmen

Die erste erkenntnistheoretische Annahme sagt: Unsere Sinne sind die Grundbedingung für unsere Erkenntnis der Wahrheit. Nur wenn wir etwas sinnlich wahrnehmen, können wir die Wahrheit erkennen. Wenn sich unsere sinnlichen Wahrnehmungen dabei auf eine ähnliche oder gar gleiche Art wiederholen, dann können wir von der Wahrheit ausgehen – weil wir ja die Erfahrung gemacht haben, dass wir immer dasselbe wahrnehmen. Dieser auf der sinnlichen Erfahrbarkeit fußende Ansatz heißt Empirie[1], und es waren die Empiristen, die ihn im 17. und18. Jahrhundert vertraten. Empirie gilt bis heute als wissenschaftlich anerkannt und die Heidelberger Studie, die der Aufstellungsarbeit eine wissenschaftliche Seriosität bescheinigt hat, ist eine solche empirische.

---

[1] griechisch, empeiría = Erfahrungswissen

Den Empiristen standen und stehen die Rationalisten entgegen. Sie vertreten die zweite erkenntnistheoretische Annahme, die sagt: Die Sinne können uns täuschen, deshalb sind sie keine brauchbare Voraussetzung für die Erkenntnis der Wahrheit. Brauchbar sind nur die Erkenntnisse über Wahrheit, die ausschließlich ohne unseren sinnlichen Zugang erfolgen. Einer der bekanntesten Vertreter dieser Erkenntnistheorie war René Descartes (1596-1650). Er führte seinen Ich-Beweis darüber, dass er sinngemäß sagte: Selbst wenn wir nichts wüssten und an allem zweifeln würden, dann gäbe es ganz offensichtlich jemanden, der zweifelt. Daraus schlussfolgerte er: „Ich denke, also bin ich". In diesen Worten von Descartes wird die Verbindung zwischen Wahrheit und Ich-Behauptung bzw. Ich-Beweis besonders deutlich: Wir brauchen unsere Überzeugung einer objektiven Wahrheit, um „Ich" sagen zu können.

Es war schließlich Immanuel Kant (1724-1804), der eine gedankliche Verbindung zwischen den Empiristen und den Rationalisten formulierte. Sein Gedankengang steht für die dritte erkenntnistheoretische Annahme, die sagt: Jede Erkenntnis, der keine sinnliche Wahrnehmung vorangeht, ist hypothetisch. Wir wählen erlernte Begriffe für das, was wir sinnlich wahrnehmen. Die Begriffe ordnen wir ebenfalls erlernten Kategorien zu – z.B. Tisch zu Möbel, Apfel zu Obst oder Schokolade zu Süßigkeiten. Die Kategorien unterliegen also einer Beziehungsstruktur aus sinnlichem Wahrnehmen und sinnorientiertem Zuordnen. Dadurch entsteht Erkenntnis. Unseren Erkenntnissen liegt deshalb ein gelerntes Muster zugrunde – sie können mithin nur subjektiv oder maximal intersubjektiv wahr sein.

Kant nannte seine Erkenntnistheorie „Transzendentale Erkenntnis" – als Ergebnis der Verbindung aus sinnlicher Wahrnehmung mit Begriffen und Logik. Die Vernunft als Teil der Logik kann schlussfolgern. Sie verbindet einzelne Begriffe und Gedankenketten und erkennt, ob deren Zusammenhang gewiss oder nur wahrscheinlich oder eben sinnvoll im Kontext der jeweiligen soziokulturellen Bezugssysteme ist. Der Sinn der Wahrheit ist also im Wesentlichen unter sozialen Gesichtspunkten zu verstehen. Bei Kant kulminierte der soziale Sinn im kategorischen Imperativ, der in seiner Grundform lautet: „Handle nur nach derjenigen Maxime, durch die du zugleich wollen kannst, dass sie ein allgemeines Gesetz werde"[1].

Mit Blick auf den Begriff der transzendentalen Erkenntnis schwingt etwas mit, was für die weiteren Betrachtungen von Interesse sein wird. Das Transzendentale[2] impliziert nämlich, dass etwas durch unsere Person zu etwas übergeht, das zur Erkenntnis bzw. zur Wirklichkeit wird.

Was dieses „Etwas" ist, wissen wir nicht. Ob es also eine objektive Wahrheit gibt, die transzendierend zu unserer Erkenntnis wird, bleibt uns verborgen und damit dahingestellt. Das jedenfalls, was durch uns zur Wirklichkeit übergeht, wird durch unsere subjektive Sinngebung zu unserer höchstpersönlichen Wirklichkeit, von der wir dann behaupten, sie sei die objektive Wahrheit.

Die ersten beiden erkenntnistheoretischen Ansätze gehen also von einer objektiven Wahrheit aus, die man entweder durch sinnlichen oder durch rationalen Zugang erkennen kann. Der dritte Ansatz, der im Wesentlichen von Kant geprägt wurde, sagt, dass wir die Wahrheit nicht erkennen können und das wir auch nicht wissen können, ob es sie gibt – Erkenntnis sei ausschließlich subjektiv, der Konsens über die Wahrheit eine kulturelle Leistung.

Die Grafik zeigt Ihnen noch einmal einen Überblick über die zentralen Annahmen der Erkenntnistheorien.

---

[1] Immanuel Kant, Grundlegungen zur Metaphysik, Berlin 1990ff, S. 421
[2] lateinisch, transcendere = zu etwas übergehen

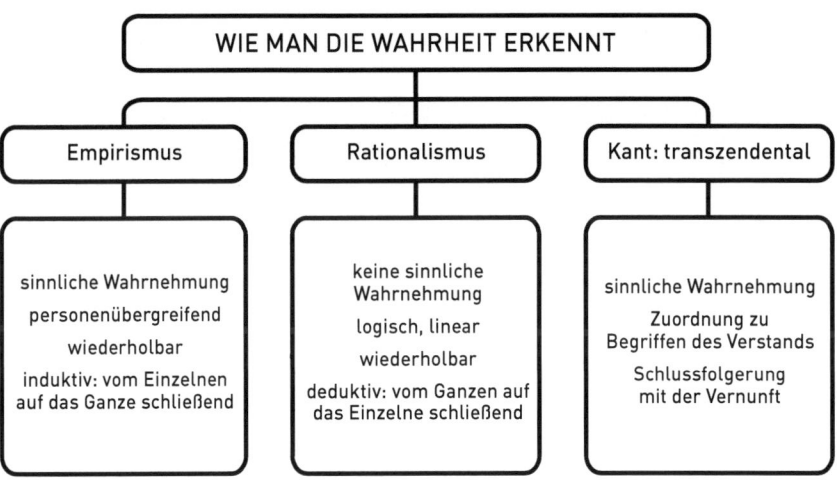

Zusammengefasst gilt, dass die als objektiv konzipierte Wahrheit, auf die wir aus unseren Wahrnehmungen schließen, und die wir diesen gleichzeitig zugrunde legen, die Grundbedingung für unsere „Ich"-Behauptung ist. Die Beschäftigung mit der Wahrheit und unser Versuch, einen Zugang zu ihr zu bekommen, haben also ebenso wie unsere Wahrnehmungen eine existenzielle Funktion. Unsere „objektive" Wahrheit dient uns als Grundlage für den Beweis, dass es uns gibt, und unsere Wahrnehmungen sagen, wie es uns gibt. Ob bewusst oder unbewusst – die Grundlage für unsere Selbstbehauptung ist eine Leistung unseres Verstandes – aus unseren Erkenntnissen entsteht unsere Wirklichkeit, die wir dann als objektiv wahr etikettieren.

Die Wahrheit der Systeme

Das Ringen unseres Verstandes um objektive Wahrheit ist ausschließlich linear ausgerichtet. Wir versuchen, uns der Wahrheit mit „wenn-dann" Schlussfolgerungen zu nähern. Systemische Wahrheit ist aber nicht linear logisch zu verstehen. Sie ist komplex. Das bedeutet: Alles begründet gleichzeitig alles. Deshalb hören wir im Aufstellungskontext wiederholt die Aufforderung, wir sollten mal unseren (logisch denkenden) Verstand ausschalten und annehmen, was sich zeigt. Gemeint ist: Wir sollen unseren Verstand in den Dienst der systemischen Wahrnehmungen stellen.

Die Wahrheit in Aufstellungen zeigt sich als systemische Wirklichkeit. In Aufstellungen ist das wahr, was systemisch wirkt. Im Abschnitt über die systemische Wahrnehmung habe ich geschrieben: Anders als im Alltag ist hierbei für uns von keinerlei Bedeutung, ob unsere Wahrnehmungen subjektiv oder objektiv sind – ob sie also ausschließlich für uns, die wir sie haben, gelten, oder ob sie grundsätzlich gelten, weil wir sie haben.

Was für unseren Umgang mit Wahrnehmung in Aufstellungen gilt, zeigt sich hier auch in unserem Umgang mit der Wahrheit: Als wahr gilt, was wir als Beziehungsqualität wahrnehmen. Dabei spielt die Frage, ob das, was wir wahrnehmen, subjektiver oder objektiver Natur ist, keine weitere Rolle. In Aufstellungen gehen wir davon aus, dass es selbstverständlich ist, dass wir auf einer bestimmten Position nur eine – unsere eigene – Wahrnehmung haben können.

Und weil wir hierbei Stellvertreter sind, die nicht an die realen Geschichten, nicht an die Geschehnisse in der Vergangenheit und auch nicht an die möglichen Folgen der Geschichten für die Zukunft gebunden sind, haben unsere Wahrnehmungen in Aufstellungen keine subjektive Qualität. Im System haben sie eine rein relative Qualität.

Das Verhältnis von subjektiver zu objektiver Wahrheit verwandelt sich in Aufstellungen also in ein Verhältnis von relativer zu absoluter Wahrheit. Systeme offenbaren sich hier als eine Gestalt, die aus aufeinander bezogenen, d.h. relativen Elementen besteht. Die systemische Sprache versteht die Aussagen seiner Elemente oder Aspekte als relativ zum Ganzen, zur Systemwirklichkeit. Sie offenbaren, wie sich die Beziehung von diesem einen Platz anfühlt, bzw. wie sie auf die Elemente wirkt.

Den Aspekt der Relativität von Systemen und deren Folge für Aufstellungen werde ich im folgenden Kapitel vertieft betrachten. Hier bleibt festzuhalten, dass in Aufstellungen die Wirklichkeit unserer Beziehungen die Wahrheit des Systems offenbaren. Systemische Wahrheit ist deshalb das „Dazwischen" – und wenn man in diesem Zusammenhang überhaupt von etwas wie „Objektivität" sprechen möchte, so ist diese ausschließlich in der Wirklichkeit anzusiedeln. Die systemische Wahrheit zeigt, wie die relativen Verbindungen auf die einzelnen Systemelemente ebenso wie auf das ganze System wirken.

THESE 2

Aufstellungen funktionieren, weil sich hier unser alltäglicher Zugang zur Wahrheit in einen systemischen umkehrt. Im Alltag assoziieren wir eine objektive Wahrheit aus unserer subjektiven Wirklichkeit. In systemischen Aufstellungen ist die Beziehungswirklichkeit identisch mit der Wahrheit des Systems.

Systemische Wahrheit ist das, was zwischen den Beziehungselementen wirkt. Die Aussagen der Stellvertreter verstehen wir deshalb als das, was sie sind. Sie sind weder objektiv noch subjektiv. Sie sind relativ.

Relativität, Zeit, Energie, Licht und Information

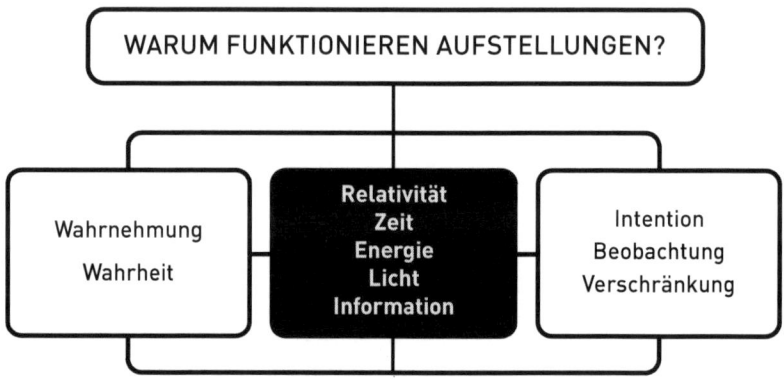

In diesem Kapitel befasse ich mich mit vier Aspekten, die in Aufstellungen eine besondere Bedeutung haben und mit zu der Erklärung beitragen, warum Aufstellungen funktionieren.

Erstens: Verbundenheit

Im Kapitel über die Wahrnehmung und die Wahrheit habe ich von den Systembeziehungen gesprochen – wir richten unsere Wahrnehmung auf die Beziehungswirklichkeit, die sich uns als die Systemwahrheit offenbart.

Die systemische Beziehungswirklichkeit verweist auf den relativen Charakter der Systemelemente: Sie stehen immer in Relation zueinander und bedingen einander dadurch. Wenn wir uns vergegenwärtigen, dass alles im universalen System in Beziehung zueinander steht, dann wird deutlich: Alles ist relativ.

Im unserem Alltag nehmen wir unseren relativen Charakter jedoch selten wahr, obwohl wir andauernd in Beziehungen sind, und obwohl sich aus diesen Beziehungen alle unsere Lebensthemen und -wirklichkeiten entwickeln. In Aufstellungen hingegen nehmen wir den relativen Charakter der Systemelemente und -aspekte bewusst wahr. Diesen Charakter der systemischen Relativität betrachte ich im ersten Teil dieses Kapitels.

Zweitens: Vollständigkeit

In Aufstellungen geschieht es immer wieder, dass sich Aspekte eines Beziehungssystems zeigen, die bis dahin unbekannt oder verdeckt waren. In Familiensystemen geht hier die Bandbreite von z.b. Fehlgeburten oder Abtreibungen, über Untreue und Missbrauch bis hin zu Mord. Und in Organisationssystemen spannt sich der Bogen von bis dahin unerkannten Zielgruppen und Produktaspekten, über Inkompetenz und Mobbing bis zu Veruntreuung oder Wirtschaftskriminalität.

In Aufstellungen offenbart sich das Wesen der natürlichen Vollständigkeit von Systemen, denn hier werden Elemente oder Aspekte sichtbar, die im Alltag aus welchen Gründen auch immer verborgen blieben – immer aber einen Einfluss auf die Qualität der Beziehungen im System haben.

Angesichts der möglichen Dimensionen solcher auftauchenden „Systemgeheimnisse" ist es nicht verwunderlich, dass der Systemwahrheit bisweilen unser Misstrauen gilt. Wir fragen uns, ob das, was sich zeigt oder von uns wahrgenommen wird, tatsächlich den Fakten entspricht. Dieser Frage gehe ich im zweiten Teil dieses Kapitels nach und betrachte die Relativität der Systeme unter dem Aspekt ihrer natürlichen Vollständigkeit.

Drittens: Die Relativität von Zeit und Raum

In Aufstellungen zeigt sich, dass die systemische Relativität auch die Relativität von Zeit und Raum beinhaltet. Hier werden wir mit der Raumzeit konfrontiert, die Albert Einstein (1879-1955) entdeckt hat. Sie offenbart, dass es die Zeit, wie wir sie gemeinhin verstehen, nicht gibt. Die Zeit ist vielmehr relativ zur Geschwindigkeit unserer Bewegungen im Raum. Die systemische Relativität bedingt dabei, dass wir im Aufstellungsfeld problemlos Beziehungen der Vergangenheit betrachten können, die sich in der Aufstellung wie im Jetzt bewegen. Ebenso leicht können wir auch die Zukunft von Systemen in Aufstellungen vorwegnehmen – es ist möglich, Bewegungen im aufgestellten System stattfinden zu lassen, die im Alltag noch gar nicht stattgefunden haben.

Im dritten Teil dieses Kapitels betrachte ich das Phänomen der Überlagerung von verschiedenen Systemzeiten sowie die Relativität von Zeit und Raum, die in Aufstellungen sichtbar wird.

Viertens: Das wissende Feld

Wir sprechen bei Aufstellungen oft vom „wissenden Feld". Mit dem Begriff beschreiben wir das Phänomen, dass es für Stellvertreter wie für den Aufstellungsleiter ganz leicht scheint, einen Zugang zu wesentlichem Wissen über ein System, seine Wirkweisen und seine Vollständigkeit zu bekommen.

Im vierten und abschließenden Teil dieses Kapitels betrachte ich die Relativität unter dem Aspekt des Verhältnisses von Materie und Energie, die unmittelbar mit unserem Wissen verbunden sind.

Verbundenheit und systemische Relativität

Im ersten Kapitel habe ich verdeutlicht, dass wir als Individuum eine existenzielle Notwendigkeit haben, uns als Entität zu erfahren und auch zu verstehen. Würden wir uns nicht als „geschlossene" Einheit erfahren – als „gute Gestalt", wie die Gestalttheoretiker das genannt haben – dann würden wir krank nach dem Prinzip „wer bin ich und wenn ja: wie viele?" Wir sprechen nicht von ungefähr von uns als Individuum. Das Individuum ist das Unteilbare. Würden wir uns nicht als unteilbar erleben, würden wir auf der psychischen Ebene förmlich in einen losen Haufen multipler Persönlichkeitsaspekte auseinanderfallen.

Natürlich sind alle Aspekte in unserem System miteinander verbunden und deshalb unteilbar. Wir sind faktisch unteilbar – jedenfalls solange wir leben. Das Individuum als Entität impliziert zugleich: Wir hören an unseren Grenzen auf. Und durch diese Grenzen werden wir als Individuen überhaupt erst als solche erkannt. Innerhalb unserer Grenzen erfahren wir uns als vom Umfeld abgetrennt. Wir empfinden unser Miteinander als Begegnung an unserer Kontaktgrenze – Ich diesseits, Du jenseits.

Aber obwohl wir das unzweifelhaft so erleben, müssen wir uns vergegenwärtigen, dass wir durch unsere Beziehungen relative Elemente eines Beziehungssystems sind. Im Alltag scheint uns das jedoch kaum möglich: Weil wir eine für uns begreifbare, für sich stehende Einheit für unser Ich brauchen, schließen wir in unserer Wahrnehmung die eigene Gestalt. Solcherart geschlossen erleben und fühlen und denken wir uns als absolut.

Der Begriff absolut kommt vom lateinischen „absolutus" und bedeutet „losgelöst". Durch die geschlossene Gestalt erleben wir uns nicht als relativ. Wir erleben uns nicht als verbunden mit dem Umfeld, sondern als Einzelne, als von Anderen und vom Umfeld losgelöst. Wir würden niemals sagen, dass wir relativ zu jemand Anderem auf die eine oder andere Weise sind. Als geschlossenes System oder als gute Gestalt sagen wir: „Wir sind so, weil wir so sind". Zwar reagieren wir dauernd auf Andere und verorten bisweilen gerne die Schuld für unsere Handlungen bei ihnen. Die autonome Hoheit über unser Sosein aber beanspruchen wir ausschließlich für uns. Unser Ich hat seine gefühlt absoluten Grenzen.

Derart erleben wir nicht nur uns selbst als losgelöste Einheit. Auch unsere Gegenüber nehmen wir als solche wahr. Auch hier sagen wir: „Der ist so, wie er ist". Wir würden niemals sagen: „Der ist relativ zu mir oder zu anderen so". Das erste Wahrnehmungsgesetz des Gestalttheoretikers Max Wertheimer heißt „das Gesetz der guten Gestalt". Es weist uns darauf hin, dass wir das, was uns begegnet, immer als geschlossene – und damit für sich stehende – Einheit wahrnehmen. Das Gesetz der guten Gestalt gilt für Formen, Menschen, Organisationen, Gesellschaften oder andere Gebilde, die aus mehreren Elementen oder Aspekten bestehen.

Was hierbei geschieht, können wir als einen Prozess der Reduktion von Komplexität auf ein Einfaches erkennen. Wir „rechnen" das, was uns begegnet, zu einem Ganzen, einer Einheit – einer guten Gestalt – hoch und schließen sie dadurch. Das tun wir unter der Maßgabe von Sinn. Wir erkennen etwas als gute Gestalt dadurch, dass wir das, was uns begegnet, zu einer für uns sinnvollen Einheit konstruieren, die wir verstehen können. Wir „rechnen" ein komplexes Gebilde, das aus zahlreichen verbundenen Elementen und Aspekten besteht, zu einem – für die Kapazität unseres Verstandes beherrschbaren – Ganzen hoch. Durch unser Verstehen wird uns dann die Gestalt vertraut, und wir können entscheiden, ob wir uns ihr zu- oder abwenden wollen.

Schauen wir auf das Feld der Stellvertreter in einer Aufstellung, dann erkennen wir hingegen, dass wir und die Anderen alles andere als absolut und geschlossen sind: Als Stellvertreter stehen wir als ein relatives Element in einem andauernd schwingenden Resonanzraum des Miteinanders. In diesem schwingenden Resonanzraum verändern sich unsere Beziehungsqualitäten mit jeder kleinsten Bewegung. Jeder Moment ist ein anderer und wirkt so immer wieder anders auf das System und seine Elemente. Die Komplexität und – mit ihr verbunden – die Interdependenz und die Dynamik sind maximal. Alles bedingt einander gleichzeitig und wir erkennen, dass wir als Beziehungselemente in Wirklichkeit keinesfalls geschlossene sondern offene Subsysteme sind. Wir befinden uns in andauerndem Austausch mit unserem Umfeld – körperlich, psychisch und energetisch.

Unser Charakter ist relativ. Unsere Beziehungssysteme sind absolut. Allerdings gilt die Absolutheit unserer Beziehungssysteme nur für den Moment einer Aufstellung. Sie gilt nur dann, wenn wir unseren Blick ausschließlich auf dieses eine System richten. Natürlich aber ist jedes Beziehungssystem jenseits unserer Beobachtung keinesfalls absolut sondern ebenfalls relativ – es steht zwangsläufig in Verbindung mit anderen Beziehungssystemen. Die Systemtheorie spricht diesbezüglich von der Offenheit biologischer Systeme, die darauf angewiesen sind, sich mit ihrem Umfeld auszutauschen. In Aufstellungen betrachten wir die Stellvertreter als offene Systeme, deren Offenheit zugleich deren Relativität bedingt.

Das universelle Gesetz, das sich hierbei in Aufstellungen zeigt, hat der deutsche Physiker Albert Einstein zu Beginn des vergangenen Jahrhunderts in seiner Relativitätstheorie dargelegt: Alles ist relativ. Es gibt keine unabhängigen absoluten Größen. Durch die universelle Verbundenheit hängt alles voneinander ab und bedingt dadurch einander. Wir können nicht sagen, dass etwas groß oder klein ist. Das ist keine wahre Aussage. Wir können nur sagen, dass etwas größer oder kleiner als etwas anderes ist. Wir können also nur eine Aussage über die Beziehung zwischen den

Dingen machen. Genau das entspricht der Erkenntnis, dass die systemische Wahrheit das Dazwischen ist.

Die Betrachtung und Wahrnehmung der Beziehungswirklichkeiten in Aufstellungen sind eine andere Art der Reduzierung. Mit unserem Blick auf das Dazwischen reduzieren wir die Komplexität unserer Beziehungssysteme auf das jeweilige Beziehungsmuster. Diese Art der Reduzierung geht einher mit der natürlichen Intelligenz des Menschen. Das lateinische Wort „intellegere" bedeutet: „einsehen", „verstehen", „begreifen". Die Intelligenz beschreibt unsere Fähigkeit, Zusammenhänge einzusehen und zu verstehen.

Wir brauchen unsere Intelligenz, um in ein System hineinzuschauen. Wenn wir das tun, erkennen wir unsere Beziehungswirklichkeit. Dabei basiert unsere Intelligenz auf rationalen wie intuitiven Leistungen. Je höher unsere Intelligenz, desto größer unsere Fähigkeit, Zusammenhänge zu erfassen und daraus Beziehungsmuster abzuleiten. Aufstellungen schulen unsere Intelligenz.

Das, was sich in Aufstellungen als die Wahrheit der Beziehungswirklichkeit zeigt, ist genau dasselbe, wie das, was Einstein mit seiner Relativitätstheorie bewiesen hat: Die einzige Wahrheit ist die Wirklichkeit der Beziehungsqualität. Dennoch gehen wir im Alltag mit der Wahrheit anders um. Wir nehmen einen Teilaspekt für wahr, der für uns in gewisser Hinsicht fest und unumstößlich ist – und damit eben objektiv.

Jede Beobachtung aber, der eine Aussage mit Absolutheitsanspruch folgt, würde voraussetzen, dass wir das, was wir erkennen, von einem bestimmten Punkt aus beobachten, der sich nicht bewegt. Im Weltraum – als größtes uns bekanntes System – aber gibt es einen solchen Punkt nicht. Alles ist miteinander verbunden und alles bewegt sich andauernd. Stillstand gibt es nicht – niemals. Und was für die größte Einheit Universum gilt, gilt ebenso für die kleinste Einheit. Nicht nur bewegt sich das Atom andauernd, auch in seinem Inneren gibt es keinen Stillstand. Die atomaren Elemente „rasen" förmlich um den Atomkern.

Weil die Erde ein Element des Weltraumsystems ist, und weil alles – auch wir – aus Atomen besteht – ein durchschnittlich schwerer Körper von 80 kg hat in etwa 100 Billionen Zellen, von denen jede einzelne rund 36 Billionen Atome hat – gibt es also keinen festen Punkt. Nirgendwo. Das nehmen wir aber nicht wahr, weil wir es nicht fühlen können: Die Erde fühlt sich für uns fest und unbewegt an. Wir fühlen und sehen oben und unten. Die Schwerkraft lässt unserer physischen Empfindung keine andere Wahl. Wir glauben, eine gewisse Festigkeit zu haben, weil die Grenzen unseres Körpers bestimmbar sind. Und wir glauben auch, dass Dinge fest seien, weil sie uns unbewegt erscheinen, und weil wir uns z.B. daran verletzten können. Aus all diesen Gründen sind wir davon überzeugt, dass wir von einem festen Standpunkt aus bestimmte Aussagen treffen können, die objektiv wahr sind.

Die andauernde Bewegung im Universum und die mit ihr verbundene Relativität beschreiben das Wesen aller offenen Systeme, seien es einzelne Lebewesen oder seien es Gruppen von Lebewesen. Wir und unsere Beziehungssysteme sind die offenen Subsysteme der universellen Verbundenheit, die sich in Aufstellungen als elementares Wesen aller Systeme offenbart.

Dabei gelten in offenen Systemen vier unumstößliche Grundprinzipien: Komplexität, Gleichgewicht, Rückkopplung und Selbstorganisation. Das Prinzip der Komplexität beschreibt die totale Verflochtenheit aller Systemelemente sowie die damit verbundene zwangsläufige Gleichzeitigkeit sämtlicher Bewegungen im System. Bewegt sich ein Teil, bewegen sich alle Teile. Und je mehr Elemente ein System hat, desto höher sind seine Komplexität und verbunden damit auch seine Dynamik. Das Prinzip des Gleichgewichts besagt, dass sich die Elemente gleichgewichtig zueinander wie zum Gesamtsystem bewegen müssen. Tun sie das nicht, wird das System gestört oder sogar zerstört. Das Gleichgewicht besagt auch, dass der systemische Selbsterhalt und die systemische Weiterentwicklung in einem gleichgewichtigen Verhältnis zueinander sein müssen. Im folgenden Kapitel gehe ich hierauf noch näher ein.

Das Prinzip der Rückkopplung setzt Bedingungen für den Austausch der offenen Systeme im Kontext ihres Selbsterhalts und ihrer Weiterentwicklung. Das Prinzip der Selbstorganisation besagt schließlich, dass sich Systemelemente wie Systeme autonom und mit Bezugnahme auf ihre eigene Identität selbst organisieren. Es besagt auch, dass alle Elemente das System mitgestalten.

Angesichts dieser systemischen Grundprinzipien wird deutlich, wie sehr alles miteinander verbunden und voneinander abhängig ist. Relativität bedeutet genau das.

THESE 3

Aufstellungen funktionieren, weil sie die Relativität von Systemen offenbaren und sich an ihr orientieren. Unsere Wahrnehmung richten wir hierbei bewusst auf das Erkennen der Zusammenhänge und Beziehungsmuster.

So reduzieren wir die Komplexität der Systeme und machen sie für uns begreifbar.

Relativität und systemische Vollständigkeit

Die absolute Verbundenheit von Systemen sowie die Verbundenheit im Systeminneren erklären zugleich ihre natürliche Vollständigkeit. Wenn alles komplex, also direkt oder indirekt miteinander verbunden ist, dann bedingt die Vollständigkeit der Systemteile den Erhalt des ganzen Systems. Geht ein Element auf systemwidrige Weise verloren, dann ist das System in seinen Strukturen gestört oder gar in seinem Erhalt gefährdet. Weil jedes Element wesentlich für das System ist, fehlt bei Verlust ein wesentliches Verbindungselement.

Dasselbe gilt für das Verschweigen oder die Missachtung von Elementen. Hierbei entstehen spürbaren Lücken zwischen den Verbindungselementen, und diese führen zu Irritationen oder zu Störungen. Alles was zum System gehört, hat eine elementare Bedeutung. Das System ist nur im Zustand seiner jeweiligen Vollständigkeit im Gleichgewicht, und eben dieses ist eines der systemischen Grundprinzipien. Dabei verweist das systemische Gleichgewicht auf zwei Aspekte.

Der erste Aspekt ist die Bedingung eines kontinuierlichen Gleichgewichts zwischen Selbsterhalt und Weiterentwicklung. Für dieses Gleichgewicht gibt es keine inhaltliche Formel im Sinne einer Regel, die etwa vorschreiben würde, wie das Gleichgewicht zwischen Selbsterhalt und Weiterentwicklung gestaltet sein muss. Wir können nur feststellen, ob Gleichgewicht in einem System herrscht, wenn es sich selbst erhält – also im Wesentlichen so bleibt, wie es ist – und wenn es sich dabei kontinuierlich weiterentwickelt – sich also andauernd verändert. Hier sind wir mit einer Rückbezüglichkeit konfrontiert, die bezeichnend für das Wesen der systemischen Komplexität ist. Sie sagt: „Es herrscht Gleichgewicht, wenn sich zeigt, dass Gleichgewicht herrscht" ist. Die interdependenten Verbindungen erklären alles, was das System betrifft, aus sich selbst heraus.

Der zweite Aspekt des Gleichgewichts beschreibt die Ausgewogenheit der Systemelemente und -aspekte, wobei die Elemente physischer und die Aspekte emotionaler sowie geistiger, also metaphysischer Natur sind. Denn offene Systeme sind dasselbe komplexe Geflecht aus Körper, Psyche, Seele und Geist wie wir Menschen – vor allem dann, wenn wir diese Systeme gebildet haben. Die Ausgewogenheit der Systemelemente als Kriterium für Gleichgewicht meint hier: Die Beziehungsqualitäten der Elemente und Aspekte zueinander wie auch zum Gesamtsystem müssen den Strukturgesetzen des Systems folgen, damit das Systemgleichgewicht erhalten bleibt.

Diese Erkenntnis hat erstmals der österreichische Philosoph Christian von Ehrenfels (1859-1932) gegen Ende des 19. Jahrhunderts formuliert. Er definierte ein Ganzes als Gestalt, die über die Eigenschaften der Übersummativität und der Transponierbarkeit verfügt. Als Beispiel hierfür nannte er eine Melodie und ihre Übertragung in eine andere Tonart. Die Melodie besteht zwar aus einzelnen Tönen. Sie ist aber ist mehr, bzw. etwas anderes, als die Summe der einzelnen Töne. Schreibt man die Melodie in andere Tonart um, ändern sich die Töne, die Melodie aber bleibt erhalten – unter der Maßgabe, dass das Zusammenspiel der neuen Töne den Strukturgesetzen der Melodie folgt. Dieses „Andere" der Melodie meint ihre Übersummativität. Das Andere, oder das Neue, das die Gestalt birgt, nannte Ehrenfels „Gestaltqualität".

Der Begriff Gestalt wurde zu Beginn des 20. Jahrhunderts von den Wahrnehmungspsychologen der Gestalttheorie übernommen, und deren Gedanken zur Gestalt flossen in die Systemtheorie ein[1].

---

[1] Über die Zusammenhänge zwischen Gestalt- und Systemtheorie sowie über deren Bezug zur Entwicklungsgeschichte der Aufstellungen finden Sie vertiefende Informationen im Anhang unter A3.

Mit Blick auf die notwendige Ausgewogenheit der Systemelemente ist das Grundprinzip des Gleichgewichts also ganz konkret als inhaltliche Vorschrift zu verstehen: Das System „verkraftet" keinen systemwidrigen Eingriff bzgl. seiner Teile. Die Strukturgesetze sind vorgegeben, und der Energiefluss, der sich durch die Beziehungen ergibt, würde durch fehlende oder geschwächte Elemente gestört. Ausschließlich im Zuge der systemischen Weiterentwicklung kann es möglich sein, dass Systemteile für den weiteren Systemerhalt keine Rolle mehr spielen. Das erklärt, warum sich in Aufstellungen Themen zeigen, die in den meisten Fällen maximal zwei bis drei Generationen zurückreichen. Bedingt durch die systemische Weiterentwicklung erübrigen sich bestimmte Aspekte oder Elemente nach einer gewissen Zeit. Systemelemente haben so gesehen eine Halbwertzeit.

Im Kontext der Vollständigkeit ist es nicht verwunderlich, dass sich fehlende Elemente oder Aspekte, welche die Systemvollständigkeit stören, immer dann zeigen, wenn wir in Aufstellungen auf das Beziehungsgeflecht des Systems schauen und die Qualität der Beziehungswirklichkeit wahrnehmen. Da wo ausgeschlossen, verdrängt, verschwiegen oder verheimlicht wird, berücksichtigen die Systemelemente einander nicht so, wie es das System für seinen Selbsterhalt und seine Weiterentwicklung braucht.

Die Störungen zeigen sich in der Aufstellung bei der Wahrnehmung der Stellvertreter dann, wenn sie sagen: „Hier fehlt etwas/Jemand", oder wenn sie dauernd auf einen bestimmten Punkt schauen – mit dem Gefühl, dass dort etwas ist. Auch ein bis dahin nicht bekanntes oder absichtlich verdecktes Ereignis nehmen wir wahr, und wir sagen Sätze wie „Irgendetwas ist passiert".

Wie sehr Systeme auf ihre Vollständigkeit angewiesen sind, zeigt sich eindrucksvoll z.B. in Familienaufstellungen da, wo ein Kind mit einer fehlenden Person im System assoziiert ist – das System „sorgt" beinahe automatisch dafür, dass alle nötigen Elemente und Aspekte ihren Platz behalten und bewusst wahrgenommen werden, damit die Beziehungsenergie innerhalb der Systemstrukturen ungestört fließen kann. Dafür nimmt es dann auch andere Systemmitglieder „in die Pflicht".

THESE 4

Aufstellungen funktionieren, weil Systeme eine natürliche Vollständigkeit als strukturelle Bedingung für ihren Selbsterhalt und ihre Weiterentwicklung besitzen.

Diese Vollständigkeit offenbart sich uns in Aufstellungen, wenn wir wahrnehmen, dass eine Verbindung dadurch gestört ist, dass die Energie nicht fließt, weil ein Element oder ein Aspekt fehlt, bzw. missachtet oder unterschlagen wird.

Vollständigkeit und systemrelevante Zeiten

Die natürliche Vollständigkeit der Systeme umfasst nicht nur alle Elemente und Aspekte, die sie für ihren Selbsterhalt und ihre Weiterentwicklung brauchen. Sie umfasst auch alle systemrelevanten Zeiten. Diese erscheinen in Aufstellungen immer im Jetzt. Bei unseren Bewegungen durch das Feld der Aufstellung können wir außerdem erkennen, dass die Zeit in direkter Beziehung zum Raum steht. Warum das so ist, lege ich im Folgenden dar.

Die Relativität von Zeit und Raum heißt auch Raumzeit. In der allgemeinen Relativitätstheorie Einsteins spielt die Raumzeit eine wichtige Rolle. Sie besagt, dass Zeit und Raum in relativer Beziehung zueinander stehen. Wie genau können wir das verstehen?

Wir leben in einer dreidimensionalen Welt, in einem Raum aus Höhe mal Breite mal Tiefe. Im Raum können wir jeden beliebigen Punkt durch die Koordinaten aus diesen drei Dimensionen bestimmen können. Hierfür hatte René Descartes ein Koordinatensystem mit den drei Achsen x, y und z zur Positionsbestimmung entwickelt – das nach ihm benannte kartesische Koordinatensystem. Nun brauchen wir aber in der Physik[1], in der wir uns mit den Wechselwirkungen von Materie und Energie in Raum und Zeit befassen, eine vierte Dimension – die Zeit. Ohne Zeit könnten wir nicht bestimmen, wie lange ein Körper braucht, wenn er sich im Raum von A nach B bewegt. Was für die Physik gilt, gilt auch in unserem Alltag: Wie könnten wir ohne Zeitmessung angesichts unserer eigenen Lebensbewegung durch den Raum sagen, wie lange wir dafür von der Geburt bis zum Tod brauchen? Woher könnten wir ohne Zeit wissen, wie alt wir sind?

---

[1] lateinisch, physica = Naturlehre

Jeder Körper hat also eine Zeitdimension. Sie definiert erstens, wie lange dieser sich im Raum befindet, und sie definiert zweitens, wie lange er braucht, um sich im Raum von A nach B zu bewegen. Mit Blick auf unser Leben entsteht so eine Verbindung aus den drei Dimensionen des Raumes, in dem unser Leben stattfindet, mit der vierten Dimension der Zeit, die sagt, wann es begonnen hat, wie lange es dauert, und wann es endet.

Die Zeit steht in direktem Bezug zu unserer Bewegung im Raum. Zeit ist deshalb nicht absolut, sondern relativ zu unserer Bewegung durch den Raum zu verstehen. Aus dieser Relativität von Zeit, Bewegung und Raum ergibt sich die Gleichzeitigkeit von Vergangenheit, Gegenwart und Zukunft, bzw., ergibt sich, dass es diese Zeiten faktisch gar nicht gibt. Vergangenheit, Gegenwart und Zukunft sind immer jetzt. Das mag zunächst verirrend klingend, erklärt sich aber anhand einer einfachen Erklärung der Raumzeit, die auf der Kinderseite einer Tageszeitung erschienen ist:

„Stell dir vor, du wärst Astronaut. Du steigst in eine Rakete und sagst all Deinen Freunden auf Wiedersehen. Und zisch, so schnell wie das Licht, reist du zu einem anderen Planeten. Du guckst auf Deine Armbanduhr: Ein paar Minuten sind vergangen. Du fliegst zurück, landest wieder zuhause und...würdest dich wundern! Denn auf der Erde sind schon viele Jahrzehnte vergangen. Deine Freunde begrüßen Dich und sind mittlerweile alte Omas und Opas. Doch du siehst noch fast aus wie beim Abflug. Für dich sind ja nur ein paar Minuten vergangen."[1]

Mit anderen Worten steht da: Verschiedene Zeiten eines Beziehungssystems existieren in einem einzigen Jetzt. Das Beziehungssystem sind hier der Astronaut und seine Freunde.

---

[1] Kölner Stadtanzeiger, Ausgabe vom 18.04.2013, Seite 15

• Der Astronaut und seine Freunde sind immer im Jetzt;

• im Jetzt der Wiederbegegnung blicken die gealterten Freunde auf den noch jungen Astronauten. Dabei scheint es ihnen, als ob dieser noch in der Vergangenheit wäre – in ihrer eigenen Vergangenheit, weil sie sich daran erinnern können, wie jung sie selber waren, als sie den jungen Astronauten das letzte Mal gesehen hatten;

• in demselben Jetzt blickt der noch junge Astronaut auf seine gealterten Freunde. Ihm scheint es so, als blicke er in die Zukunft – in seine Zukunft, in der seine Freunde bereits so alt sind, wie er in seiner Vorstellung einmal sein wird.

Der Text verdeutlicht, dass es im System bei unterschiedlicher Bewegung keinen gemeinsamen identischen Zeitverlauf gibt. Unser Zeitgefühl ist an unsere subjektive Erfahrung, und diese wiederum an unsere Bewegungen im Raum gebunden: Der Astronaut hat sich mit Lichtgeschwindigkeit durch den Raum bewegt. Für ihn sind nur wenige Minuten vergangen, und er ist dementsprechend nur wenige Minuten älter. Dass nur wenige Minuten vergangen sind, und dass er nur wenige Minuten älter ist, ist eine messbare Tatsache. Die Freunde haben sich im Verhältnis zum Astronauten sehr viel langsamer durch den Raum bewegt. Für sie sind in derselben „Zeit" dabei etliche Jahrzehnte vergangen und sie sind nun etliche Jahrzehnte älter. Auch das ist eine messbare Tatsache.

Hier treffen nun Menschen aufeinander, die in der vermeintlich identischen Zeitspanne eine höchst unterschiedliche Zeiterfahrung hatten – mit dem Ergebnis, dass diese subjektiven Zeiterfahrungen nun in Relation zum Gegenüber einen faktischen Unterschied befördern. Das Beispiel verdeutlicht: Vergangenheit und Zukunft sind subjektive Erfahrungs- bzw. Empfindungskonstruktionen Es gibt sie zwar in unserem Erleben, in der Beziehungswirklichkeit gibt es sie nicht. Es besteht eine Gleichzeitigkeit verschiedener Zeitverläufe, die dadurch bedingt ist, dass wir uns in verschiedenen Geschwindigkeiten durch den Raum bewegen. Natürlich bewegen wir uns mit unseren Körpern nicht in Lichtgeschwindigkeit, wie der Astronaut in unserem Beispiel. Tatsache aber ist, dass wir uns alle in höchst unterschiedlichen Geschwindigkeiten begegnen. Denn wir bewegen uns nicht nur mit unserem physischen Körper. Wir bewegen uns auch mit unserem energetischen Körper, der nicht an die Begrenzungen unserer Physis gebunden ist. Das mag hier wie eine kühne Behauptung klingen, ich werde sie aber im nächsten Abschnitt über das wissende Feld belegen.

Die Raumzeit führt zu der Erkenntnis, dass die Begriffe Vergangenheit und Zukunft mit Blick auf unsere Beziehungswirklichkeit „künstliche" Behelfsmittel sind. Wir brauchen sie, um den Zeitaufwand für unseren Entwicklungsprozess oder für die Überwindung von Entfernungen zu messen: Wie lange brauchen wir, um von A nach B zu kommen? Wie lange dauert es, bis wir etwas erfahren, gelernt oder verstanden haben?

Dass unsere Bewegung durch den Raum einen direkten Einfluss auf die Zeit hat, können wir in Aufstellungen erkennen. Hier ist weniger die biografische Erfahrung des Einzelnen als vielmehr das Erleben der Beziehungsqualitäten in verschiedenen Zeiten des Systems selber von Bedeutung. Die Bewegungen durch den Raum, in dem die Aufstellung stattfindet, haben dabei die Qualität von einer – in unseren gängigen Zeiteinheiten – nicht zu messenden Geschwindigkeit. Wir stellen Vergangenheits- und Gegenwartsysteme auf und bewegen uns durch das Aufstellungsfeld in einer Geschwindigkeit, die der Lichtgeschwindigkeit nicht nur sehr nahe kommt, sondern sie manchmal geradewegs überholt.

Die Tatsache, dass wir uns in Aufstellungen willentlich in verschiedene Jetzt-Zustände des realen Systems begeben können, zeigt, dass das

System seine systemrelevanten Zeiten gleichzeitig beinhaltet. Anders wäre es uns nicht möglich, irgendeine beliebige Zeit in der Vergangenheit des realen Systems anzuschauen. Diese überlagerte Zeitgleichzeitigkeit wird durch die Vollständigkeit des Systems bedingt. Für das System sind mehrere Zeiten gleichzeitig wichtig.

Als biologische Systeme kennen wir die Relevanz der systemischen Zeitüberlagerung aus eigener Erfahrung: Für uns sind vergangene Zeiten wichtig – das, was in unserem Leben geschehen ist, hat eine aktuelle Wirkung auf uns. Auch unsere Vorstellungen für die Zukunft wirken auf unser System. Vergangenheit, Gegenwart und Zukunft gehören gleichermaßen zur Vollständigkeit unseres Systems und wirken immer jetzt.

Die systemische Zeitüberlagerung ist so gesehen nichts Besonderes. Anders als im Alltag aber können wir in Aufstellungen beobachten, wie die Beziehungswirklichkeit des realen Systems in einer anderen Zeit aussah. Die – vermeintlich andere – Zeit ist in der Aufstellung das Jetzt. Der Unterschied zwischen Vergangenheit und Gegenwart wird im Jetzt aufgehoben. Genau dasselbe hat das Astronautenbeispiel gezeigt.

Das Jetzt einer vermeintlichen Vergangenheit ist in Aufstellungen bisweilen derart präsent, dass es nötig sein kann, dass wir den Klienten darauf aufmerksam machen, dass das, was er in der Aufstellung sieht, in seinem Leben einer Vergangenheitserfahrung angehört. Um ihm das bewusster zu machen, fordern wir ihn auf, sich als der, der er heute ist, beobachtend ins Feld zu stellen. Wir berücksichtigen, dass das individuelle Zeiterleben nicht deckungsgleich mit der Systemwirklichkeit ist.

Daraus ergibt sich nun folgende systemische Konstruktion: Der Klient blickt im Jetzt auf das System. Als Jetzt-Beobachter wird er in Relation zu der sich zeigenden Vergangenheit zu einem Element der Zukunft des aufgestellten Feldes, in dem die Vergangenheit im Jetzt stattfindet. Aufstellungen offenbaren, dass das Jetzt der Systeme verschiedene Zeiten gleichzeitig beinhaltet.

In Bezug auf die Beobachtung zeigen sich in Aufstellungen aber nicht nur vergangene Zeiten, es zeigen sich auch zukünftige Aspekte für das reale System. Unabhängig vom Jetztzustand des realen Systems können in Aufstellungen die Beziehungen im Feld weiterentwickelt werden. Dabei wird die Zukunft des realen Systems in der Aufstellung vorweggenommen. Kehrt der Klient nach der Aufstellung in sein System zurück, können wir immer wieder beobachten, dass hier nun ein Jetztzustand herrscht, der dem Zustand vor der Aufstellung nicht mehr gleicht – gerade so, als wäre die nötige Entwicklung hierfür im Alltag und eben nicht in der Aufstellung geschehen. Die Aufstellung kann das reale System mit anderen Worten binnen weniger Minuten in seinen zukünftigen Zustand bringen, für den es ohne Aufstellung wahrscheinlich deutlich längere Zeit gebraucht hätte.

Angesichts dieser „Vorwegnahme der Zukunft des realen Systems" durch Aufstellungen bestehen nun zwei Möglichkeiten: Die erste Möglichkeit sagt: Die Zukunft ist nicht festgelegt. Die zweite Möglichkeit sagt: Die Zukunft des Systems ist bereits im System enthalten.

Wenn die erste Möglichkeit gilt und die Zukunft nicht festgelegt ist, dann gilt auch, dass die Beziehungsentwicklungen, die zwar schon in der Aufstellung, aber noch nicht im realen System stattgefunden haben, einen willkürlichen oder zufälligen Charakter haben – will sagen: Es hätten auch ganz andere Bewegungen in der Aufstellung stattfinden können. Dass das allerdings nicht so ist, zeigt die Erfahrung aus Aufstellungsexperimenten, die in getrennten Räumen gemacht wurden. Hier entwickelte sich das System grundlegend in dieselbe Richtung weiter, selbst dann, wenn unterschiedliche Aspekte aufgestellt wurden.

Deshalb muss die die zweite Möglichkeit gelten: Die Zukunft ist aufgrund der Autopoiese[1] des Systems bereits in ihrer grundlegenden Entwicklung festgeschrieben. Natürlich läuft dieser Gedanke unserer Idee von autonomer Lebensgestaltung und Entscheidungsfähigkeit zutiefst zuwider. Wenn wir darüber nachdenken, was das in Konsequenz bedeutet, fragen wir uns vielleicht, wie wir eigentlich unser Leben selbstverantwortlich leben sollen, wenn es in gewisser Hinsicht bereits festgeschrieben – und damit bereits gelebt ist. Uns bliebe dann nur noch zu erfahren, was für uns festgeschrieben ist.

In gewisser Weise aber ist es genau so. Systeme enthalten ihre Zukunft. Hierbei handelt es sich keinesfalls um eine Zukunft, die zu Beginn allen Seins von irgendeiner höheren Instanz festgeschrieben wurde. Vielmehr wird durch die Beziehungen und durch das, was zwischen den Beziehungsbeteiligten bereits geschehen ist, eine Zukunft angelegt. Im Rahmen der Autopoiese entsteht – quasi sui generis – aus dem System heraus ein Entwicklungsprozess, der bestimmte Entwicklungen festschreibt. Wenn wir uns vergegenwärtigen, dass jeder Moment seinen darauffolgenden bereits zwingend enthält, dann müssen wir uns alles Geschehen seit dem Urknall wie eine Entwicklung vorstellen, die vom Moment des Urknalls an – im Kontext der systemischen Autopoiese – bereits angelegt war.

Der autopoietische Entwicklungsprozess gleicht einem Buch, das alle Zeiten des Systems enthält. Weil wir aber das Buch Seite für Seite lesen müssen, damit sich uns seine Geschichte erschließt, benötigen wir Zeit und kreieren genau dadurch verschiedene Zeiten für uns als Leser: Ich habe gelesen, ich lese, ich werde lesen – und für den Inhalt: Es ist geschehen, es geschieht und es wird geschehen.

---

[1] griechisch, autos = selbst, poiein = schaffen, bauen

Das Buch ist davon nicht beeindruckt – es bietet alles gleichzeitig, immer jetzt, wir müssen nur irgendeine Seite aufschlagen, und schon sind wir im neuen Jetzt. Alle Ereignisse und alle Zeiten sind im größeren System-Jetzt gleichzeitig vorhanden.

In einer Aufstellung können wir das „Systembuch" an jeder beliebigen Stelle aufschlagen. Und egal, wie weit wir im Buch nach vorne oder zurück blicken, wir kommen immer im Jetzt an. Dieser Aspekt fügt sich logisch in die natürliche Vollständigkeit eines Systems, die nicht nur alle seine Teile, sondern auch alle seine Momente, seine Zeiten zwingend beinhaltet – von der Entstehung über die Entwicklungsprozesse bis zu seinem natürlichen Ende.

Einen Anfang und ein Ende gibt es für jedes System. Auch das große universale System hat mit dem Urknall begonnen. Erst jüngst haben Wissenschaftler die Schallwellen des Urknalls nachweisen können. Und auch hier erwarten wir, dass das Universum sich nach seiner Ausdehnungsphase wieder zusammenziehen und kollabieren wird. Ob dieses Auseinander-Knallen und wieder Kollabieren allerdings ein sich wiederholender Vorgang ist, ob es also vor dem Urknall bereits ein Universum gegeben hat, das wissen wir nicht.

THESE 5

Aufstellungen funktionieren, weil die Vollständigkeit der Systeme alle systemrelevanten Zeiten gleichzeitig beinhaltet.

Unsere mit alltäglichen Zeiteinheiten nicht messbaren Bewegungen durch den Raum der Aufstellung gleichen dem Aufschlagen eines Buchs an einer beliebigen Stelle.

Das wissende Feld

In den ersten beiden Abschnitten dieses Kapitels habe ich dargelegt, dass die universale Verbundenheit erstens das elementare Wesen von Systemen ist; dass diese Verbundenheit zweitens die natürliche Vollständigkeit des Systems bedingt; dass sie drittens nicht nur die Systemelemente und -aspekte sondern auch alle systemrelevanten Zeiten beinhaltet; und dass schließlich viertens in allen Systemen die Relativität von Zeit und Raum gilt. Eben diese Systemgesetze offenbaren sich unvermittelt in Aufstellungen, wenn wir die Wahrnehmung bewusst auf die Beziehungswirklichkeit richten.

Mit Blick darauf, dass unsere individuellen Bewegungen durch den Raum verschiedene subjektive Zeiten kreieren, die alle im beziehungswirklichen Jetzt kumulieren, ging es bei den Betrachtungen der Raumzeit unter anderem um den entscheidenden Aspekt, dass wir uns nicht nur körperlich, sondern auch energetisch durch den Raum bewegen. Der Fokus meiner weiteren Betrachtungen gilt deshalb zunächst unserer energetischen Qualität, die nicht wie unser physischer Körper an Geschwindigkeitsbeschränkungen gebunden ist.

Im Anschluss daran betrachte ich unsere energetische Qualität mit Blick auf die Frage, warum es uns als Stellvertretern möglich ist, die energetischen Schwingungen der Beziehungsqualitäten in einer Aufstellung so wahrzunehmen, dass aus dem Feld Wissen förmlich emporsteigt. Dieses Phänomen lässt uns vom wissenden Feld der Aufstellung sprechen. Bereits hier wird deutlich, dass unsere Fähigkeiten der energetischen Wahrnehmung jenseits des physischen Fühlens größer sind, als wir gemeinhin im Alltag wahrnehmen oder auch zugeben.

Unsere sowohl als auch Existenz

Wie erwähnt, subsummieren wir unsere energetischen, also metaphysischen Wahrnehmungsfähigkeiten meistens unter dem Begriff des Hellsehens. In dem Wort klingt das Helle, das Lichte an. Tatsächlich spielt das Licht – als eine Erscheinungsform der Energie – eine wichtige Rolle im wissenden Feld. Albert Einstein hatte sich vor seiner Relativitätstheorie mit dem Phänomen des Lichts beschäftigt und bewiesen, dass das Licht zur selben Zeit sowohl Welle als auch Teilchen ist. Es besteht aus Teilchenpaketen, die Photonen genannt werden. Diese Photonen haben einen Wellencharakter. Das bedeutet: Materie bewegt sich in Wellen – oder andersherum: Wellen bestehen aus einzelnen Teilchen-Paketen. Einstein gilt aufgrund seiner Erkenntnisse über das Licht als der Urheber des „Welle-Teilchen-Dualismus" und wurde dafür im Jahr 1921 mit dem Nobelpreis für Physik ausgezeichnet.

Der Welle-Teilchen Dualismus bezog sich angesichts der physikalischen Erkenntnisse zunächst auf Quanten, also auf die kleinsten Bausteine des Universums. Nach dem Welle-Teilchen-Dualismus wird den Quanten heute gleichzeitig die Eigenschaft klassischer Wellen als auch klassischer Teilchen zugeschrieben. Dieser Dualismus scheint jedoch für unser alltägliches Erleben ein Widerspruch in sich zu sein. Wellen breiten sich im Raum aus und können zur selben Zeit an verschiedenen Stellen sein. Weil sie einander durch Überlagerung stärken oder schwächen, wirken sie an den jeweiligen Stellen des Raums mit unterschiedlicher Kraft. Teilchen können in einem Moment nur an einem definierten Punkt im Raum sein. Nur an diesem einen Punkt wirken sie mit ihrer gesamten Energie. Wenn das Licht sowohl Welle als auch Teilchen gleichzeitig ist, dann verhält es sich deutlich anderes, als wir mit unserem physikalisches Grundverständnis gemeinhin annehmen würden.

Mit der Frage, ob das Licht reine Materie oder reine Energie ist, Teilchen oder Welle, hatten sich über die Jahrhunderte viele Wissenschaftler beschäftigt. Die Einen – wie zum Beispiel Sir Issac Newton (1643-1727) mit seiner Korpuskeltheorie – waren zu der Erkenntnis gekommen, Licht sei ein Strom reiner Materie. Andere, wie der englische Augenarzt und Physiker Thomas Young (1773-1829), konnten in Experimenten beweisen, dass das Licht reine Energie ist und nur aus Wellen besteht. Erst Einstein hat die „entweder-oder" Frage mit einem wirklich verblüffenden „Sowohl-als-auch" beantwortet.

Seine Erkenntnisse hat er im Rahmen seiner Relativitätstheorie weiterentwickelt, deren bekannte Formel e = mc² das Ergebnis seiner Untersuchungen war. Die Formel liest sich derart: Energie (e) ist dasselbe wie Masse (m), die sich – multipliziert mit der Potenz von Lichtgeschwindigkeit (c²) – bewegt. Der Begriff „Masse" bezeichnet das Gewicht von Materie. Man muss die physikalischen Beweise, die Einstein in Bezug auf den Welle-Teilchen-Dualismus erbracht hat, nicht im Einzelnen verstehen. Einfach zu verstehen aber ist die Tatsache, dass wir Energie niemals messen könnten, wenn sie nicht aus Teilchenpaketen bestünde, weil wir keinen Punkt der Messung angesichts der dauernden Bewegung einer Welle hätten – sie wäre ja ohne Materie nirgendwo fest.

Der Welle-Teilchen-Dualismus wurde in zahlreichen quantenphysikalischen Experimenten nicht nur beim Licht bestätigt. Der französische Experimentalphysiker Louis de Broglie (1892-1987) entdeckte im Jahr 1924, dass massebehaftete Teilchen – Teilchen mit einem Gewicht – einen Wellencharakter aufweisen. Für seine Arbeiten über die Theorie der Materiewellen wurde er im Jahr 1929 ebenfalls mit dem Nobelpreis für Physik ausgezeichnet. Im Jahr 1961 bewies der deutsche Physiker Claus Jönsson (*1930) mit dem Doppelspaltexperiment ein weiteres Mal die Doppelnatur der Quanten. Der Name seines Experiments ist auf die

Verwendung einer Platte mit zwei parallelen vertikalen Spalten zurückzu-
führen, durch die von einer Quelle aus Quanten auf eine hinter der Platte
befindliche Wand geschossen wurden, und das Experiment veranschau-
licht eindrücklich die Doppelnatur der Quanten[1].

Für das weitere Verständnis der Aufstellungsphänomene ist es hilfreich zu
wissen, dass es in der Teilchenphysik das Zwei-Säulen-Modell gibt. Die
erste Säule ist durch die Materie des Universums gekennzeichnet, die aus
zwölf Elementarteilchen besteht. Die zweite Säule beschreibt die Energie
des Universums, die sich hier als elektromagnetische, starke und schwa-
che Kraft zeigt, wobei die Kräfte wiederum durch Teilchen übertragen
werden.

Mit dieser vielleicht kompliziert erscheinenden Betrachtung will ich ver-
deutlichen, dass es im Universum nur zwei Grundsubstanzen gibt. Es gibt
ausschließlich Energie und Materie. Nach dem Welle-Teilchen-Dualismus
sind diese beiden Grundsubstanzen Erscheinungsformen ein und desselben, ja sie sind in gewisser Weise sogar dasselbe: Materie weist einen
Wellencharakter auf und Wellen bewegen sich in Teilchenpaketen.

Nach den Gesetzen der Gestalt ist nun die Summe aus Welle und Materie
etwas anders. Was aber dieses Andere ist, darüber gibt es bisher nur Mut-
maßungen, die ich Ihnen am Ende des Buchs vorstelle.

Was wir wissen: Das ganze Universum hat nur diese beiden Grundsubstanzen, die zudem Aspekte ein und desselben sind. Wir sind untrennbarer
Teil des Universums. Deshalb sind auch wir Energie und Materie. Wir
sind beide Qualitäten in einem – auch wenn wir unsere energetische
Qualität im Alltag nur selten wahrnehmen. Wir sind zu sehr an den mate-

---

[1] Im Anhang erläutere ich unter A4 das Doppelspaltexperiment im Detail

riellen Aspekt unseres Körpers gebunden, ohne dessen Erleben wir nicht „ich" sagen könnten.

In Aufstellungen zeigt sich hingegen unsere energetische Qualität z.B. immer dann, wenn wir wie selbstverständlich energetisch wahrnehmen. Unsere sinnliche Wahrnehmung korreliert mit unserem materiellen Körper – unsere Sinne sind an unsere Physis gebunden. Ebenso korreliert unsere energetische Wahrnehmung mit unserem energetischen Körper. Unsere Gefühle haben sowohl eine physische als auch eine metaphysische Dimension. Ihre Schwingungen erfahren wir körperlich und energetisch.

Unsere energetische Qualität zeigt sich auch, wenn wir uns in Aufstellungen wellengleich durch die Zeit bewegen. Energetisch „rasen" wir quasi wie Masse multipliziert mit der Potenz von Lichtgeschwindigkeit durch den Raum des systemischen Geschehens und rufen systemrelevante Zeiten auf.

THESE 6

Aufstellungen funktionieren, weil wir zugleich Materie und Energie sind. In einer Aufstellung können wir uns mit unserem energetischen Körper in jede beliebige Zeit bewegen, die wir dann nicht nur energetisch, sondern auch physisch wahrnehmen können.

Dabei korrelieren unsere sinnlichen Wahrnehmungen mit unserem physischen und unsere energetischen Wahrnehmungen mit unserem energetischen Körper.

Es gibt nur eine Energie

Die Tatsache, dass wir auch Energie sind, erklärt, warum wir uns energetisch ohne Zeitgebundenheit durch alle Systemzeiten bewegen können. Sie erklärt auch, warum wir alles wissen können. So jenseits unserer alltäglichen Vorstellungskraft das klingen mag, so einfach ist es.

Der Begriff Energie kommt aus dem Altgriechischen und setzt sich aus den Worten „en" = „innen" und „ergon" = „wirken" zusammen. Energie ist das innere Wirken, ohne das es kein Leben gibt. Energie bewirkt Leben. Das Leben ist der Ausdruck der Energie. Energie gibt es nicht im Plural. Es gibt nicht mehrere Energien. Es gibt nur eine einzige Energie, die sich mal so, mal so zeigt – mal als Wärme, mal als Bewegung, mal als Licht und mal als Materie. Es gibt also nur mehrere Erscheinungsformen der immer selben Energie.

Aus der Physik wissen wir, dass in einem isolierten System die Gesamtenergiemenge immer konstant bleibt. Weder kommt Energie hinzu noch geht Energie verloren. Das ist so, weil sich isolierte Systeme nicht mit dem Umfeld austauschen – anders als offene Systeme. Die Systemgrenze ist für die Energie unpassierbar. Das einzige, was die Energie in einem isolierten System kann: Sie kann sich andauernd neu verteilen, und sie kann verschiedene Erscheinungsformen annehmen.

Ein größeres System als das gesamte Universum gibt es nicht. Deshalb müssen wir es als isoliertes System verstehen. Das Universum ist das einzige absolute System, in dem alle relativen (Sub-)Systeme enthalten sind. Deshalb kann es mit keinem anderen System außerhalb seiner selbst in Beziehung stehen. Es gibt aber nicht nur kein anderes System, es gibt nicht einmal mehr ein „Außerhalb". Die Absolutheit des universalen Systems impliziert, dass es sowohl innen als auch außen in sich birgt. Wäre das nicht so, dann wäre das größte aller Systeme nicht vollständig – es wäre nicht absolut.

In diesem absoluten System gibt es eine immer gleichbleibende Menge einer einzigen Energie. Sie wird niemals weniger oder mehr. Durch die Jahrtausende – solange es das Universum gibt – gab es immer dieselbe Energie, die es nur einmal gibt.

Weil wir diese Energie sind, die mal so und mal so auftritt, hat es uns immer schon gegeben. Das gilt natürlich nicht für unsere Körper. Es gilt deshalb auch nicht für unsere Ichs mit ihren biografischen Erfahrungen, denn unser Ich ist an unsere Körper gebunden. Es gilt ausschließlich für die Seite unserer Existenz, die unserer Physis mit allen ihren komplexen Aspekten wie im Spiegel gleicht. Es gilt für unseren energetischen Körper, also für die Energie, die der untrennbare Aspekt unseres physischen Daseins ist – die wir selber sind, und die in unserem Fall als inkarnierter Körper hervortritt.

Das Verhältnis zwischen dieser einzigen Energie und uns gleicht dem einer holografischen Platte zu ihren Splittern, die die vollständige Information der ganzen Platte beinhalten. Obwohl wir nur ein Teil, bzw. ein Aspekt der Energie sind, tragen wir als verkörperter „Splitter" ihre gesamte Information in uns. Unsere energetischen Körper sind deshalb vollkommen. Unsere energetische Vollkommenheit umfasst das Alles und sie umfasst das Nichts. Ohne das Nichts wären wir nicht vollkommen.

Wir sind, und wir sind nicht. Wir wissen alles, wirklich alles, weil wir die Energie sind, aus der alles ist. Und wir wissen zugleich nichts, weil wir die Vollkommenheit des großen Ganzen in uns tragen, in der auch das Nichts ist. Weil Energie und Materie die beiden einzigen Zustände des Universums sind, muss nun das universale Wissen ein Teil, ein Aspekt oder gar ein Zustand dieser beiden elementaren Substanzen sein. Wenn wir mit unserem energetischen Körper wahrnehmen, kommen wir mit dem universalen Wissen unmittelbar in Berührung. Und dasselbe gilt auch für unser Bewusstsein, das als energetische Qualität untrennbarer Teil des universalen Bewusstseins ist. Als ein Aspekt der Energie ist unser Bewusstsein überall und nirgends zugleich.

Es geht also mit Blick auf Aufstellungen nicht um die Frage, ob Wissen um uns herum ist, und es geht auch nicht um die Frage, wie irgendein Wissen bzw. eine Information unseren Körper transzendieren kann, und dadurch zu transzendentaler Erkenntnis wird. Denn das Wissen ist bereits in uns, weil wir das Wissen sind, bzw. daraus bestehen. Es geht deshalb ausschließlich um die Frage, wie wir einen Zugang zu unserer wissenden Qualität zu bekommen. Wie also können wir uns an das erinnern, was wir bereits wissen?

Systemische Aufstellungen bieten einen nachgerade leichten Zugriff auf unser Wissen über die Systemwirklichkeit. Das geschieht paradoxerweise im Kontext unseres Nicht-Fakten-Wissens als Stellvertreter. Als solche nehmen wir ausschließlich die Qualität der Beziehungen im Feld wahr und drücken unsere Wahrnehmungen physisch aus. Unser Wahrnehmen ist ein absichtsloses Schauen – anders als unser Beobachten mit einer bestimmten Erkenntnisabsicht. Im Zustand des absichtslosen Schauens offenbart sich das Systemwissen unseres energetischen Körpers.

Dabei ist das Bewusstmachen unserer Verwicklungen in unseren Systemen eines der Kernanliegen von systemischen Aufstellungen. Solange wir uns nicht in unseren Beziehungssystemen entwickeln – unabhängig davon, ob unser Beziehungssystem privater oder beruflicher Natur ist – solange sind wir nicht in der Lage, unsere Beziehungen bewusst und im Sinne des Ganzen mitzugestalten. Uns fehlt die Wahrnehmung des ganzen Beziehungssystems als Gestalt, wenn wir es als Teil des Systems nur ausschnitthaft erkennen können. Durch die Entwicklung, die in Aufstellungen ermöglich wird, bekommen wir Zugang zum Ganzen und erfahren uns als relativen Teil dieses Ganzen. Wir erfahren die Berührung mit der Energie und haben so einen direkten Zugang zum Systemwissen, das zugleich das universale Wissen ist, weil es nur eine Energie gibt.

Weil wir aber an die Grenzen unseres rationalen Verstandesvermögens rühren, das in seiner Struktur ausschließlich linear-logisch funktioniert, wirkt das wissende Feld der Aufstellungen dann, wenn wir mit der Relativität und Vollständigkeit der Systeme sowie mit der Dualität von Materie und Energie in Verbindung treten, für unseren Verstand in der Tat immer wieder „spooky".

THESE 7

Aufstellungen funktionieren, weil wir hier in Verbindung mit unserer energetischen Existenz kommen. Als energetische Körper gab es uns immer schon und wird es uns immer geben, solange es die eine Energie im Universum gibt.

Das erklärt, warum wir systemisches Wissen aus systemrelevanten Zeiten haben. Unser Wissen um die Beziehungen im System ist ein Aspekt dieser Energie. Wir bestehen aus systemischem Wissen, weil es nur eine einzige Energie gibt, deren Erscheinungsform wir sind.

Licht als Zustand der Energie

An die Gedanken über Energie und Licht reihen sich nahtlos die Erkenntnisse des deutschen Biophysikers Fritz Albert Popp (*1938), die er
bezüglich der Lichtstrahlung von Organismen hatte. Die organismische
Lichtstrahlung wird als Biophotonenstrahlung bezeichnet. Popp entdeckte, dass jede Körperzelle Biophotonen zum Zweck der Kommunikation[1]
mit anderen Zellen ausstrahlt. Die Quellen der Biophotonenstrahlung
liegen im Zellkern. Die Lichtstrahlungsquellen hängen wiederum mit
entsprechenden Resonatoren in den Zellen sowie mit zugeordneten Infor-
mationskanälen zusammen. Popp fand heraus, dass die Biophotonenstrahlung alle biochemischen Prozesse in den Zellen koordiniert. Sie überträgt
die hin- und hergehenden Informationen zwischen den Zellen, die entsprechend reagieren. Die Biophotonenstrahlung sorgt für die systemische
Kommunikation in unserem Organismus.

Hier leuchtet förmlich die Erkenntnis auf, dass die Funktion des Lichts
das Zusammenkommen und Mitteilen zum Zweck des systemischen
Selbsterhalts und der Weiterentwicklung ist. Das System ist (auch)
Energie. Als Energie verbindet es sich im Inneren in Form von Licht. Es
verbindet sich nach außen durch Licht – wir sprechen hier unter anderem
von unserer Ausstrahlung. Das Licht verbindet alles – es macht aus allem
Eins. Andersherum: Das Licht ist Eins und sorgt dafür, dass das genau so
bleibt. Denn das Licht ist Energie, und es gibt nur eine.

Dass Licht immer Energie ist, das wissen wir. Ist aber Energie auch
immer Licht? Gemeinhin würden wir sagen: Nein – schließlich gibt es
mechanische, thermische, Strahlungs-, elektrische, chemische und nuk-
leare Energie. Das stimmt. So haben wir es gelernt. Weil es aber nur eine

---

[1] lateinisch, communicare = mitteilen

Energie gibt, die – bezogen auf das Ganze und alle Zeiten – niemals mehr und niemals weniger geworden ist, deshalb sind die genannten Erscheinungsformen der Energie in ihrer Substanz keinesfalls verschieden. Sie zeigen lediglich einen Teilaspekt, bzw. verschiedene Zustände ein und derselben Energie. Hier zeigt sich wieder das Phänomen der holografischen Platte: Energie ist immer auch Licht, weil das Licht einer der ihr innewohnenden Zustände ist.

In der Energie überlagen sich gleichzeitig alle ihr möglichen Erscheinungsformen. Eine dieser Formen ist das Licht. Seine Funktion ist – mit Blick auf die Biophotonenstrahlung – identisch mit der Funktion der körperlichen Zentralsteuerung, damit die Organe und andere Körperteile nicht auf die Idee kommen, sie seien allein im Körper und hätten nicht dem Ganzen zu dienen. Das Licht sorgt dafür, dass unsere inneren Systemteile kommunizieren. Es sichert zugleich, dass wir mit unserem Systemumfeld kommunizieren. Das universale Licht sorgt dafür, dass alles im Universum systemisch kommuniziert. Wie in unseren kleinen Körpern, so auch im großen Universum.

Aus der Kommunikationsfunktion ergibt sich, dass das Licht Informationen transportiert, denn die Inhalte von Kommunikation sind Informationen. Wir leben im Licht der universalen Information, einer Qualität, aus der wir zugleich auch selber bestehen. So kommen Ereignisse, die vor langer Zeit im Universum stattgefunden haben, heute noch als Informationen in Form von Licht bei uns an.

Das erklärt jedes Wissen von Gegenwärtigem und Vergangenem, das im Feld der Aufstellung auftaucht. „Hellsehen", bzw. energetische Wahrnehmung ist ein Akt der Licht-Kommunikation. „Hellsehen" ist die Form der Wahrnehmung, bei der wir die Information, die vom Licht transportiert wird, erkennen und verstehen.

THESE 8

Aufstellungen funktionieren, weil Systeme – und also auch wir in einer Aufstellung – mit Licht kommunizieren. Unsere energetische Qualität ermöglicht uns das.

Das Licht transportiert die wesentlichen Informationen im System. Weil wir gleichzeitig dieses Licht sind, deshalb sind wir Wissen, und wir sind von systemischem Wissen umgeben.

INTENTION, BEOBACHTUNG, VERSCHRÄNKUNG

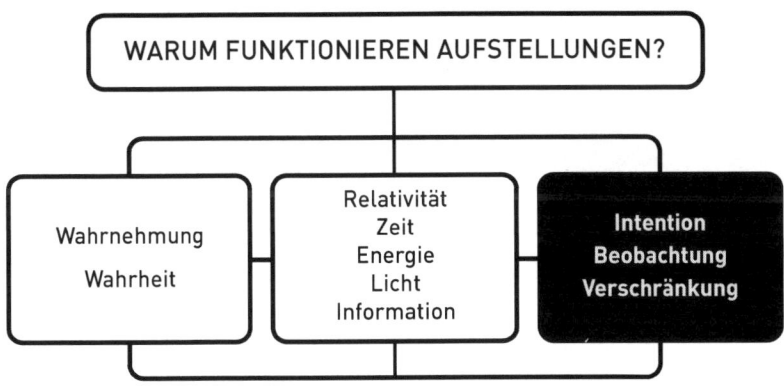

In den vorangegangenen Ausführungen habe ich beschrieben, dass

- wir uns erstens in Aufstellungen – anders als im Alltag – bei der Wahrnehmung auf die Beziehungen im System konzentrieren;
- zweitens die Wahrheit in Aufstellungen identisch mit der Beziehungswirklichkeit ist;
- drittens der grundlegende Charakter von Systemen relativ ist, was zugleich ihre natürliche Vollständigkeit inklusive aller Zeiten impliziert;
- viertens im Kontext der systemischen Relativität eine Beziehung zwischen Raum und Zeit besteht, die in Aufstellungen erlebbar wird;
- schließlich fünftens alles Materie und zugleich Energie ist, was erklärt, warum wir uns mit unserem energetischen Körper viel schneller bewegen können, als mit unserem physischen. Es erklärt außerdem, warum durch unsere energetische Qualität ein Feld des Wissens in Aufstellungen entsteht, zu dem wir als Stellvertreter unter der Bedingung der energetischen Wahrnehmung einen leichten Zugang bekommen.

Erstens: Intention und Beobachtung

Es stellt sich nun erstens die Frage, warum in Aufstellungen tatsächlich immer das System erscheint, das der Klient anschauen will. Es könnte ja durchaus sein, dass ein Klient ein System anschauen möchte, sich aber etwas ganz anderes im Feld zeigt. Das passiert jedoch nicht in Aufstellungen. Es zeigt sich immer genau das System, das der Klient anschauen will. Das weist darauf hin, dass die Intention des Klienten eine entscheidende Rolle bei Aufstellungen spielt.

Darüber hinaus ist bekannt, dass wir selbstblind sind – wir können uns gemeinhin nicht selbst beobachten. In Aufstellungen aber tun wir genau das, und eingangs habe ich das mit den Worten beschrieben: by being inside the box we look from outside on the box. Die zweite Frage ist deshalb, warum die Selbstbeobachtung in Aufstellungen funktioniert.

Angesichts dieser beiden Fragen widme ich mich im ersten Teil dieses Kapitels der Intention und der Beobachtung. Da die Beobachtungsintention und die Beobachtung miteinander verwoben sind, „mäandriere" ich im Folgenden bei der Betrachtung zwischen Intention und Beobachtung hin und her.

Zweitens: Verschränkung

Darüber hinaus gibt es ein weiteres Phänomen, das immer wieder verblüfftes Staunen hervorruft: Die Stellvertreter zeigen in Aufstellungen zum Teil nicht nur eine physiognomische Ähnlichkeit mit denen, die sie stellvertreten. Sie zeigen auch zwillingsgleiche Verhaltensweisen oder sprechen dieselben Sätze, wie die, für die sie stehen. Es besteht also offensichtlich eine Verbindung zwischen Stellvertretern und Stellvertretenen.

Aus der Erfahrung wissen wir auch, dass eine Aufstellung direkt und ohne Zeitverzögerung auf das reale System wirkt. Natürlich könnten wir als Grund hierfür vermuten, dass der Klient sich direkt nach einer Aufstellung anders in seinem System verhält und dadurch eine Veränderung bewirkt. Ein anderer Grund könnte auch sein, dass der Klient ein Mitglied seines realen Systems über die bevorstehende Aufstellung informiert hat, und dadurch bereits die Grundlage für eine Systemveränderung gelegt hat. Tatsächlich aber stellen Klienten Veränderungen in ihren Systemen unmittelbar nach einer Aufstellung fest, ohne dass sie vorher etwas mitgeteilt oder nachher etwas über das Geschehen in der Aufstellung erzählt haben, und sie stellen solche Veränderungen auch fest, bevor sie bei der Rückkehr zu ihrem System überhaupt „guten Tag" sagen können.

Die Stellvertreter und die Stellvertretenen weisen ein zwillingsgleiches Verhalten auf, die Ereignisse der Aufstellung wirken ad hoc im realen System. Diese beiden Phänomene weisen darauf hin, dass das Aufstellungssystem mit dem realen System verbunden ist, und diese Verbindung zeigt de facto eindeutige Analogien zum Phänomen der Verschränkung, das aus der Quantenphysik bekannt ist. Im zweiten Teil dieses Kapitels erörtere ich deshalb die Möglichkeiten einer systemischen Verschränkung und zeige Schlussfolgerungen für die Aufstellungsarbeit auf.

Drittens: Systembewusstsein

Im Rahmen der Verschränkung taucht ein Phänomen auf, welches darauf hinweist, dass es ein Systembewusstsein gibt. Dieses betrachte ich im letzten Teil dieses Kapitels. In diesem Kontext stelle ich Ihnen auch einige wissenschaftliche Ansätze vor, die ich dann mit meinen Betrachtungen verbinde, um Ihnen abschließend eine umfassende Antwort auf die Frage, warum Aufstellungen funktionieren, unter Berücksichtigung aller betrachteten Aspekte zu geben.

Intention und Beobachtung

Auf der Basis von Einsteins Welle-Teilchen-Dualismus gewannen die Physiker in weiterführenden Experimenten erstaunliche Ergebnisse. Im Jahr 1927 entdeckte Louis de Broglie im Rahmen seiner Lichtbeobachtungen, dass er als Beobachter immer das sah, was er untersuchen wollte: Baute Broglie eine Versuchsanordnung auf, um zu untersuchen, ob das Licht eine Welle sei, zeigte es sich als Welle. Bei einem erneuten Versuch, es als Teilchen zu sehen, zeigte es sich als Teilchen. Broglie stellte fest, dass es ihm nicht möglich war, eine Versuchsanordnung zu bauen, die es ermöglichte, die beiden Qualitäten des Lichts gleichzeitig zu sehen.

Die Unmöglichkeit der gleichzeitigen Wahrnehmung, die bei Broglie allerdings noch durch die technische Unmöglichkeit eines Versuchsaufbaus für eine gleichzeitige Beobachtung bedingt war, deckt sich mit den Ergebnissen anderer Untersuchungen zu unserer Wahrnehmung. Wir können im Alltag immer nur Teilaspekte eines Systems erfassen. Die systemische Komplexität bleibt unserer Wahrnehmung gemeinhin verborgen – diese erschließt sich uns, wenn überhaupt, erst im Lauf der Erfahrung. Es ist uns unmöglich, zwei Beziehungspartner, -elemente oder -aspekte sowie deren Beziehungswirklichkeit gleichzeitig zu sehen. Schauen wir auf die Beziehung von zwei anderen Menschen oder Aspekten, müssen wir uns entscheiden, auf welchen Teil wir unsere Aufmerksamkeit richten wollen. Beide Beziehungselemente und die Beziehung zwischen ihnen können wir nicht gleichzeitig beobachten.

Im Umgang mit Störungen in einem Beziehungssystem sind wir im Alltag aber in der Regel genau darum bemüht. Wir glauben, die Beziehungspartner gleichzeitig sehen zu können und dadurch etwas über deren Beziehung zu verstehen. Wir glauben, drei Aspekte gleichzeitig beobachten zu können – die beiden aufeinander bezogenen Beziehungspartner, sowie die

Beziehung zwischen ihnen. Genau das aber können wir nicht – erst recht nicht, wenn wir selber Teil der Beziehung sind. Wir können unser System nicht von außen betrachten, wenn wir Teil dessen und deshalb darin sind. Wir können auch uns selbst nicht beobachten. Wir können zwar unsere Aufmerksamkeit auf uns selber richten, bekommen dabei aber bestenfalls einen Zugang zum inneren Geschehen. Unser alltäglicher Umgang mit Beziehungsstörungen begründet, warum es uns bei Störungen so schwer fällt, zu einer Lösung zu kommen oder warum es in Organisationen so unmöglich scheint, eine Übersicht über das komplexe Organisationsgeschehen zu bekommen. Wir können nicht alles gleichzeitig betrachten und sind außerdem selbstblind.

Richten wir allerdings unsere Beobachtung ausschließlich auf die Qualität der Beziehung und auf das, was zwischen den Beziehungspartnern oder -elementen wirkt, dann bekommen wir Informationen, die in Bezug auf eine Lösung oder eine systemische Erkenntnis weiterhelfen. Genau das tun wir in Aufstellungen. Unsere Beobachtung richtet sich auf die Beziehungswirklichkeit und die Wahrnehmungen sind dementsprechend.

Broglie stellte in seinen Untersuchungen nicht nur fest, dass er immer nur einen Aspekt betrachten konnte. Er erkannte auch, dass sich immer das zeigte, was er betrachten wollte. Die Art, wie sich das Licht zeigte – mal als Welle, mal als Teilchen – hing immer direkt von seiner Untersuchungsabsicht ab. Seine Beobachtungsintention bestimmte, was er beobachten konnte.

Etwa zeitgleich mit Broglies Erkenntnissen fand der Gestalttheoretiker Kurt Lewin (1890-1947) bei Feldersuchen mit Bildbetrachtungen heraus, dass – so nannte Lewin das – die Bedürfnisse des Betrachters das Feld seiner Wahrnehmung konstruieren. Die Bildbetrachter nahmen immer das wahr, was ihren Bedürfnissen, bzw. ihrer Intention der Bedürfnisregulation entsprach. Lewin erläuterte diesen Umstand anhand eines Bildes, auf dem eine Scheune in einer Landschaft abgebildet war. Einer der Betrachter, ein Bauer, vermutete landwirtschaftliches Gerät in der Scheune. Ein anderer Betrachter, der als Soldat gerade die Kämpfe des ersten Weltkriegs hinter sich gebracht hatte, erkannte angesichts der Scheune die gegebene Gefahr, dass sich darin der Feind verbergen könnte. Seine Erkenntnisse fasste Lewin in der psychologischen „Feldtheorie" zusammen, deren Namen er der Physik entlehnt hatte. In der Physik beschreibt die Feldtheorie die interdependenten Verhältnisse von mit- und gegeneinander wirkenden Kräften. Die Kernthese von Lewins Feldtheorie war, dass das Feld der Wahrnehmung nicht objektiv ist. Das bedeutet, dass es nicht immer gleich analysiert werden kann. Das, was wahrgenommen wird, kann lediglich phänomenal beschrieben werden. Die Wahrnehmung ist davon abhängig, wie das Wahrnehmungsfeld und die Beziehungen der Elemente für einen Menschen in diesem einen Moment erscheinen.

Mit Blick auf die parallelen Forschungsergebnisse von Broglie und Lewin ergibt sich die Frage, ob sich immer das zeigt, was wir anschauen wollen (wie Broglie sagte), oder ob wir das wahrnehmen, was wir anschauen wollen (wie Lewin sagte). Nach Broglie reagiert das Feld der Wahrnehmung auf die Intention des Betrachters. Nach Lewin nimmt der Betrachter das (für) wahr, was seinen Bedürfnissen entspricht – er betrachtet sich selbst.

Broglies und Lewins Erkenntnisse über die Relativität unserer Wahrnehmungen führten in zahlreichen anderen wissenschaftlichen Untersuchungen zu dem Ergebnis, dass es weder einen objektiven Gegenstand der Betrachtung noch eine objektive Erkenntnis gibt. Es zeigt sich immer das, was wir anschauen wollen, und wir nehmen das wahr, was unseren Bedürfnissen entspricht – wir nehmen uns selbst wahr[1].

---

[1] Die Beschreibung des Doppelspaltexperiments von Jönsson im Anhang unter A4 zeigt eindrücklich, dass sich immer das zeigt, was wir anschauen wollen.

Der deutsche Physiker Werner Heisenberg (1901-76) fasste die Erkenntnisse sinngemäß mit den Worten zusammen, dass es keinen objektiven
Zustand der Natur gebe, weil Betrachter und Betrachtetes eins seien. Mit
dieser Aussage befand er sich in geistiger Nachbarschaft zu dem indischen Philosophen Ramana Maharshi (1879-1950), der ebenfalls gesagt
hatte, Beobachter und Welt seien eins: „Einheit – alles, die Welt, die Du
siehst und Du selbst, als Betrachter der Welt, ist Eins."[1]

Auch andere Wissenschaftler kamen zu diesem Ergebnis. Der Betrachter
ist das relative Element eines Systems, das sich intentional selbst betrachtet und seine Bedürfnisse reguliert.

Der relative Charakter des Betrachters verweist darauf, dass das Betrachtungssystem aus Betrachter und Betrachtetem im Moment der Betrachtung absolut ist. Ohne absolutes Betrachtungssystem gibt es keinen
relativen Betrachter und umgekehrt. Diesen Umstand erkennen wir auch
in Aufstellungen. Obwohl das betrachtete System im Verhältnis zum
universalen System ein relatives ist, verstehen wir das, was im Aufstellungsfeld auftaucht, schließlich als absolut, d.h., als für sich stehend. Das
ist so, weil die bestehende Interdependenz zum Umfeld des aufgestellten
Systems für die sich zeigenden Beziehungen keine weitere Bedeutung
hat.

Als relative Betrachtungselemente eines solchen absoluten Systems
nehmen wir seine relativen Aspekte wahr. Das absolute System schaut
sich „willentlich" bestimmte Aspekte seiner selbst durch unsere relativen
Augen an. Eine Trennung zwischen Betrachter und Betrachtetem gibt es
nicht. Der Betrachter betrachtet sich selbst oder eben weitergefasst: Das
Ganze betrachtet sich selbst.

---

[1] Self Realization – The Life and Teachings of Sri Ramana Maharshi / Narasimha Swami / published
by T.N. Venkataraman, President, Board of Trustees, Sri Ramanasramam, Tiruvannamalai, 1985

Die unter Aufstellern immer wieder diskutierte Frage, ob wir phänomenal schauen oder radikal subjektiv konstruieren, stellt sich also gar nicht. Denn in Aufstellungen offenbart sich die untrennbare Verbindung zwischen der Intention des Beobachters und dem was sich zeigt, sowie zwischen dem Bedürfnis des Betrachters – seiner Intention zur Bedürfnisregulierung –und dem, was er als relativen Aspekt des Ganzen wahrnimmt.

THESE 9

Aufstellungen funktionieren, weil unsere Erkenntnisintention hier vorrangig auf die Qualität der Beziehung ausgerichtet ist.

Dabei zeigt sich immer das System, das der Klient anschauen will. Er und alle, die an seiner Aufstellung beteiligt sind, nehmen ausschließlich das wahr, was seiner intendierten Bedürfnisregulation im Kontext seines Systems entspricht.

Überlagerte Wahrscheinlichkeiten

Angesichts der Erkenntnis, dass sich immer nur das zeigt, was der Intention des Betrachters entspricht, stellte sich den Wissenschaftlern die Frage, was sich eigentlich alles zeigen könnte, wenn es keine Beobachtungsintention gibt. Bestünde vielleicht die Möglichkeit, dass es mehrere Zustände eines Systems gleichzeitig gibt? Und entscheidet erst unsere Betrachtungs-Intention darüber, welche der wahrscheinlichen Zustände sich uns als Wirklichkeit zeigt? Ist schließlich vor unserer Beobachtung alles im System ein indifferentes Konglomerat gleichzeitiger, einander überlagernder Wahrscheinlichkeiten?

Vielleicht haben Sie schon einmal etwas von „Schrödingers Katze" gehört? Schrödingers Katze ist ein gedankliches Experiment aus dem Jahr 1935, mit dem der österreichische Physiker und Wissenschaftstheoretiker Erwin Schrödinger (1887-1961) im Rahmen seiner Wahrscheinlichkeitsforschungen die Bedingungen der Mikroebene der Elementarteilchen auf die Makroebene transportierte. Hierfür setzte er gedanklich eine Katze in einer geschlossenen Kiste einer tödlichen Gefahr aus. Solange die Kiste verschlossen blieb, konnte Schrödinger nun nicht wissen, ob die Katze noch leben oder schon tot sein würde. Angesichts der möglichen Folgen durch die tödliche Gefahr befand sich das Tier in einem Überlagerungszustand aus tot und lebendig. In diesem Überlagerungszustand fielen auch verschiedene Zeiten zu einer zusammen, weil der Tod erst nach dem Leben kommen kann. Erst im Moment der Beobachtung – also beim Öffnen der Kiste mit der Absicht, eine Erkenntnis über den Zustand der Katze zu erlangen – würde das Ergebnis „tot" bzw. „lebendig" als Gewissheit eintreten können.

15 Jahre vor Schrödingers Gedankenexperiment, im Jahr 1920, war die sogenannte „Kopenhagener Deutung" einer Gruppe von Wissenschaftlern um den dänischen Wissenschaftler Niels Bohr (1885-1962) veröffentlicht worden. Die Kopenhagener Deutung geht davon aus, dass die Messung durch einen bewussten Beobachter bewirkt, dass ein Teilchen, das sich zuvor in einem Überlagerungszustand befand, abrupt in einen seiner möglichen Zustände „springt". Die Wellenfunktion, die den Überlagerungszustand des Teilchens bestimmt, kollabiert im Moment der Beobachtung. Der Kollaps macht aus der absoluten Summe der Wahrscheinlichkeiten eine relative Wirklichkeit. Erst die Messung – das intentionale Beobachten – bestimmt, welche der relativen Möglichkeiten zur absoluten Wirklichkeit eines Ereignisses wird. Die Kopenhagener Deutung war die Grundlage für das gedankliche Katzenexperiment von Schrödinger. Für den Wahrscheinlichkeitszustand der Wellenüberlagerung entwickelte

er die sogenannte „Schrödingergleichung". Sie ist eine mathematische Differentialgleichung für eine gesuchte Funktion von einer oder mehreren Variablen, die seitdem einen wichtigen Stellenwert in der Quantenmechanik hat. Mit ihr können viele sogenannte „Supereigenschaften" von Elementarteilchen, die diese vor einer Messung haben, errechnet und erklärt werden. Die Supereigenschaften beinhalten immer ein „es ist sowohl als auch möglich". Sie beschreiben den Zustand der einander überlagernden Wahrscheinlichkeiten vor einer intentionalen Beobachtung.

Für die Erklärung, warum ein Elementarteilchen nach seiner Messung keinen wahrscheinlichen sondern einen ganz bestimmten Zustand annimmt, entwickelte sich in jüngerer Zeit in Abgrenzung zur Kopenhagener Deutung die Vermutung, dass nicht die Messung durch den Beobachter, sondern vielmehr die Beziehung zwischen Beobachter und Beobachtetem dafür sorgt, dass sich ein bestimmtes Ergebnis zeigt. Die Theorie, die sich aus dieser Vermutung entwickelt hat, heißt: „Kohelänztheorie"[1] .

Wellen kollabieren, Differentialgleichungen erklären sowohl-als-auch-Zustände und Beobachter beeinflussen Ergebnisse? Eventuelle Verständnisschwierigkeiten lösen sich auf, wenn wir uns bewusst machen, was bei all dem erkannt wurde: Die Wahrscheinlichkeit der verschiedenen Zustände eines Elementarteilchens wird erst in dem Moment zu einer Wirklichkeit, in dem wir es anschauen, bzw. in dem Moment, in dem wir durch die Beobachtung in eine Beziehung mit ihm treten.

Hier zeigen sich jene Phänomene, von denen der Philosoph Salomo Friedlaender (1871-1946) in den 1920er Jahren gesagt hatte, sie charakterisierten das Wesen des universalen ungeteilten Einen. Das Eine ist

---

[1] lateinisch, cohaerere = zusammenhängen

zugleich alles und nichts. Friedlaender nannte dieses Eine das Individuum, in dem nichts geteilt und alles enthalten ist. Erst im Moment seines Heraustretens – im Moment seiner Existenz[1] also – teilt sich das Individuum und zeigt eine seiner ihm innewohnenden, relativen Wirklichkeiten.

Ein solcher Einheitscharakter, wie ihn Friedlaender beschreibt, wird quantenphysikalisch als „superpositorisch" bezeichnet. Die Superposition eines Systems beschreibt seinen Zustand als ungeteilte Entität aller inhärenten Möglichkeiten im Überlagerungszustand. Erst in der Existenz zeigen sich die Möglichkeiten als relative Systemaspekte – mal so, mal so.

Die Ergebnisse der quantenphysikalischen Experimente können auf der Makroebene – in der materiellen Welt der großen Teile – bisher nur gedanklich – nachvollzogen werden. Schrödingers gedankliches Katzen-Experiment des überlagerten Zustands von gleichzeitig tot und lebendig ist schließlich ein Paradoxon – jedenfalls in unserer alltäglichen Welt. Hier schließen tot und lebendig einander garantiert aus. Und wir sind auch ganz sicher, dass nicht unsere Beobachtung darüber entscheidet, ob eine Katze tot oder lebendig ist, nachdem wir sie in einer geschlossenen Kiste einer tödlichen Gefahr ausgesetzt haben. Wir gehen davon aus, dass sie bereits einen der beiden Zustände hat, bevor wir die Kiste öffnen.

Tatsächlich aber hat die Wissenschaft inzwischen erkannt, dass das scheinbare Paradoxon gar keines ist – jedenfalls nicht für ein Elementarteilchen. Dessen Überlagerungszustände bleiben solange stabil, wie es von seinem Umfeld isoliert bleibt. Als isoliert birgt es gleichzeitig die verschiedensten, einander widersprechenden Wahrscheinlichkeiten im Zustand der Überlagerung in sich. Erst eine Wechselwirkung mit der

---

[1] lateinisch, existere = heraustreten

Umgebung lässt diese Überlagerung zugunsten einer Eindeutigkeit kollabieren. Eine solche Wechselwirkung ist der Moment der Beobachtung. Eine andere Wechselwirkung ist die Einbindung eines Elementarteilchens in ein größeres System. Deshalb kann eine Katze niemals im Zustand einer Superposition sein – sie besteht schließlich aus bereits interagierenden Elementarteilchen. In der Welt der festen Körper sind alle Elementarteilchen an einen bestimmten Körper oder Gegenstand gebunden. Ihre Isolation ist hier aufgehoben, und sie befinden sich dadurch in einer systemisch bedingten Wechselwirkung. Diese bewirkt, dass die Teilchen nur noch entsprechend eines ihrer relativen Teilaspekte existieren. Deshalb kann man in der klassischen Physik, die sich mit festen Körpern beschäftigt, Phänomene wie Superposition oder Überlagerung nicht mehr messen.

So wie Elementarteilchen vor der Betrachtung im superpositorischen Zustand und im Moment der Betrachtung im relativen Zustand sind, führt in Aufstellungen die Betrachtungsintention des Klienten dazu, dass sich genau das System zeigt, das er anschauen wollte. Für Aufstellungen gilt also dasselbe wie für die quantenphysikalischen Erkenntnisse: Erstens zeigt sich immer das System, das wir anschauen wollen. Zweitens nehmen wir dabei immer das wahr, was wir erkennen wollen bzw. was unseren Bedürfnissen entspricht. Das Objekt der Anschauung geht also mit dem Subjekt des Anschauenden eine untrennbare Beziehung ein. Betrachtetes und Betrachter bilden automatisch ein geschlossenes System – ein System, dessen Beobachtungsergebnis eine zur Wirklichkeit kollabierte Wahrscheinlichkeit ist.

Es ist also kein „Wunder", dass selbst in verdeckten Aufstellungen – bei denen niemand außer dem Klienten weiß, worum es in der Aufstellung geht und welcher Stellvertreter wofür steht – dass sich hier genau das

Beziehungssystem zeigt, das der Klient anschauen will. Seine Intention entscheidet darüber, welches System sich zeigt, weil er genau auf dieses System schauen will. Und sein Anliegen bestimmt schließlich, was sich im System als Hinweis zeigt.

THESE 10

Aufstellungen funktionieren, weil die überlagerten Zustände der Wahrscheinlichkeiten im Moment der Beobachtung kollabieren und sich gemäß der Intention des Klienten genau das zeigt, was er anschauen will – nämlich die Beziehungswirklichkeit und eine mögliche Lösung für eine Beziehungsstörung.

Die Intention als strukturelle Maßgabe

Die Intention des Klienten entscheidet, welches System sich aus dem superpositorischen Weltmeer der wahrscheinlichen Systeme zeigt. Und sein Anliegen entscheidet, welche Aspekte das System von sich zeigt. Verursacht wird dies durch seine intendierte Bedürfnisregulierung, die als prinzipiell untrennbar von der Beobachtungsintention zu verstehen ist.

Abgesehen von gewünschten Ist-Analysen als Grundlage für eine „richtige" Entscheidung, die wir bei Organisationsaufstellungen als übliches Anliegen kennen, wollen Klienten in der Regel, dass sich eine Beziehung bzw. der Zustand eines Systems „zum Besseren" wendet. Was „besser" ist, kann im persönlichen Kontext bedeuten, dass sich die Beziehung wieder besser anfühlt – im Sinne zunehmender Leichtigkeit, Beweglichkeit, Neugier oder insgesamt Lebendigkeit. Manche Aufsteller sprechen davon, dass „die Liebe wieder fließt". Sie bezeichnen damit den Moment, in dem die Verbindung zwischen den Beziehungspartnern zugunsten des Systemerhalts und seiner Weiterentwicklung wieder in ihrer ganzen Dimension erfahrbar wird. Das kann zu faktischen und zu gefühlten Verbesserungen führen.

Für Organisationssysteme gilt Ähnliches. Hier zeigt sich eine faktische Verbesserung z.B. durch ein adäquateres Funktionsverhalten eines Mitarbeiters, durch eine bessere Kooperation eines Teams mit Blick auf ein gemeinsames Ziel, durch eine erfolgreichere Portfoliogestaltung oder auch durch gewachsene Führungskompetenz. Die Verbesserungen sind hier also an Fakten gebunden. Und sie sind ebenso an das Gefühlsleben gebunden – jenseits einer faktischen Messbarkeit. Wenn sich solche „besseren" Ergebnisse einstellen, dann sind die Klienten meistens „zufrieden" mit der Aufstellung. Sie war ihrer Intention dienlich, etwas möge sich zum Besseren wenden.

Zielt die Intention des Klienten auf Verbesserung, zeigt das System in der Aufstellung, welche Aspekte für eine Besserung berücksichtigt werden müssen. Dabei gibt es immer wieder den Fall, dass sich ein Klient unmittelbar nach einer Aufstellung enttäuscht abwendet, weil sich ihm hier Aspekte gezeigt haben, die seiner alltäglichen Sichtweise und seinem Gefühl für „richtiges Verhalten" widersprechen. Er hat möglicherweise wahrgenommen, unter welchen Bedingungen, bzw. mit welcher Beziehungswirklichkeit dem System, bzw. seiner Verbesserung gedient werden kann, und hat dabei Aspekte gesehen, die seinen eigenen Wünschen und Vorstellungen nicht entsprechen. Seine Enttäuschung als Reaktion auf die systemische „Ent-Täuschung" mag verständlich sein.

Jedoch befolgen alle Systeme die genannten vier Grundprinzipien, und darüber hinaus hat jedes System seine sehr spezifischen Regeln, die beim Zusammenwirken seiner Elemente entstanden sind. Dadurch ist das

System zu etwas anderem als zur bloßen Summe seiner Teile geworden. Diesem System-„Anderen" müssen die Elemente dienen, damit sich das System selbst erhalten, und damit es sich weiterentwickeln kann. Setzt das System aber nun seinen eigenen Teilen systemrelevante Regeln vor die Nase, die von den Teilen bei ihren Entscheidungen und in ihrem Verhalten berücksichtigt werden müssen, ist das für manchen von uns eine Kröte, die nicht leicht zu schlucken ist: Wir werden von Gesetzen eines Systems bestimmt, das wir selber geschaffen und gestaltet haben. Genau hier offenbaren sich die Folgen der durch die Komplexität bedingten, maximalen Interdependenz, wie sie für alle Systeme gelten.

Vergegenwärtigen Sie sich z.b., wie ein Gesellschaftssystem entsteht: Wir tun uns zusammen, unsere Gruppe wächst, und durch unsere Kommunikation entsteht unsere gemeinsame Wirklichkeit. Unser Miteinander – unser System – fordert nun von uns die Bereitschaft, uns auf ein bestimmtes soziales Regelwerk zu verständigen, das der Stabilität unserer Verbindung und deren Weiterentwicklung dienlich ist. Jede Gruppe entwickelt dabei ganz eigene Ausprägungsformen ihres systemischen Regelwerks.

So wie die Grundprinzipien, die für alle offenen Systeme gelten, in ihrer Funktion primär strukturell zu verstehen sind, so füllen wir sie beim Prozess der soziokulturellen Entwicklung unseres Gesellschaftssystems nach und nach mit konkreten Inhalten. Die konkreten Inhalte sind hier z.B. Werte, Prinzipien, Glaubenssätze oder Überzeugungen.

Wenn unsere Gesellschaft nun zu einem Nationalstaat anwächst, dann dauert es bekanntlich nicht lange, bis wir das Gefühl bekommen, gegenüber dem von uns geschaffenen System ohnmächtig zu sein. Wir fühlen uns als Opfer des Systems und verlieren unser Gefühl dafür, dass wir dieses System autonom und selbstorganisiert gestaltet haben.

Natürlich gab es unseren Staat schon, bevor wir geboren wurden. An dem, was bei unserer Geburt vorhanden war, hatten wir keinen Gestaltungsanteil. Auch deshalb hegen wir ein gewisses Gefühl der Ohnmacht gegenüber unserem eigenen Staatssystem. Wenn wir uns aber vergegenwärtigen, wie sich unser Staat allein in den letzten fünfzig Jahren verändert hat, und wenn wir betrachten, wie sehr sich die Kultur und wir uns mit ihr gewandelt haben, dann erkennen wir unsere aktive Mitgestaltung im System. Gestaltet haben wir alle, die wir in dieser Zeit gelebt haben und noch leben. Sie und ich, wir gehören auch dazu.

Das entspricht im Übrigen dem systemischen Grundprinzip der Redundanz im Rahmen der Selbstorganisation. Sie besagt, dass die Elemente im System üppig vorhanden und die Funktionen damit abgesichert sind – geht ein Element verloren, kann und muss ein anderes seine Funktion übernehmen, Darüber hinaus gestalten alle Elemente das System mit, und es gibt Niemanden, der das System von außerhalb oder von „oben" steuert. Selbst dann, wenn wir andere Systemelemente für die Führung unseres Systems delegieren, bleiben sie Systemelemente.

Mit Blick zurück auf die Intention einer Beziehungsverbesserung wird deutlich, wie sehr ein „Besser" untrennbar mit den vier systemischen Grundregeln undmit den spezifischen Strukturgesetzen des Systems verbunden ist. Ist nun also die Intention des Klienten eine Besserung, zeigt sich in Aufstellungen genau das: Besserung. Die Besserung aber, die sich zeigt, ist die strukturelle Besserung des Gesamtsystems unter Berücksichtigung seiner prinzipiellen und seiner spezifischen Regeln.

Es kann deshalb sein, dass die Besserung nicht im Sinn des Klienten ausfällt. Manchmal zeigt sich, dass ein Gesamtsystem eine Regel vorgibt, die Schwierigkeiten bereitet. Manchmal zeigt sich, dass ein Paarsystem sein natürliches Ende gefunden hat, während der Klient die Beziehung mit der

Aufstellung „retten" oder „kitten" wollte. Manchmal zeigt sich, dass eine Firmenfusion nicht funktionieren wird – obwohl sie intendiert war, bzw. schon erfolgt ist, und deshalb funktionieren soll, ja muss.

Dass manche von uns bei solchen und ähnlichen Erfahrungen nach einer Aufstellung sagen: „Die Aufstellung hat überhaupt nichts gebracht, die Methode funktioniert nicht", das ist menschlich. Solche Erfahrungen beweisen jedoch nicht, dass Aufstellungen nicht funktionieren. Sie beweisen – im Gegenteil – wie gut Aufstellungen funktionieren, weil sie offenbaren, dass ein Beziehungssystem seine eigenen Regeln hat. Bei dem, was sich in Aufstellungen zeigt, spielt die Intention also in verschiedener Hinsicht eine wichtige Rolle.

Entscheidend ist, dass die Intention des Anliegerträgers ursächlich darüber entscheidet, wer sich zeigt, und dass sein Anliegen darüber entscheidet, was sich zeigt – und zwar ausschließlich als strukturelle Vorgabe. Auf diese Vorgabe antwortet das System als Ganzes im Interesse seines Selbsterhalts und seiner Weiterentwicklung und nicht mit Blick auf individuelle Partialinteressen seiner Systemteile.

THESE 11

Aufstellungen funktionieren, weil sich das System auf den strukturellen Aspekt der Intention des Klienten unter Berücksichtigung seiner systemischen Strukturregeln bezieht.

Partialinteressen seiner Systemteile ordnet das System seiner Notwendigkeit zu Selbsterhalt und Weiterentwicklung unter. Lösungen erscheinen immer im Dienst des Systems.

Die Beobachtung zweiter Ordnung

Gemeinhin ist es uns unmöglich, uns im Miteinander mit anderen selbst zu beobachten – rein physisch müssten wir dafür die Augen weit nach vorne ausfahren, um sie dann reflexiv auf uns selber zu richten. Das geht nicht. Darüber hinaus sind wir im Alltag so untrennbar mit dem Gefühl des „Ich-Seins" identifiziert, dass es uns schwer fällt, uns als relativen Teil eines „Wir-Seins" wahrzunehmen. Dieser Umstand hat vor allem die Soziologen beschäftigt, die sich mit der empirischen und theoretischen Erforschung des sozialen Verhaltens befassen. Sie haben untersucht, wie es uns möglich ist, Erkenntnisse über unsere Beziehungen zu gewinnen, wenn wir Teil derselben und deshalb auf dem eigenen Auge blind sind.

Die ersten Theorien hierzu entstanden in der Kybernetik[1]. Sie gehört zur Systemtheorie und wurde von dem amerikanischen Mathematiker Norbert Wiener (1894-1946) begründet. Wiener befasste sich mit der selbsttätigen Steuerung und Regelung von biologischen, technischen und sozialen Systemen zum Zweck ihres Selbsterhalts und ihrer Weiterentwicklung.

Die Kybernetik zweiter Ordnung etablierte sich als eine progressiv intellektuelle Bewegung innerhalb der Kybernetik. Sie geht auf den österreichischen Physiker und Biologen Heinz von Foerster (1911-2002) zurück. In Folge seiner Beobachtungen sich selbst steuernder Systeme sagte er, dass eine Wahrnehmung der objektiv wahren Welt nicht möglich ist.

Jede Wahrnehmung sei das Ergebnis der Produktion subjektiver Realitäten in unserem Nervensystem. Von Foerster bezeichnete unsere Wahrnehmung als „Beobachtung erster Ordnung", deren zentrales Kriterium ist,

---

[1] griechisch, kybernetes = der Steuermann, kybernesis = die Leitung, die Herrschaft

dass der Beobachter von seinen Wahrnehmungen unmittelbar betroffen ist. Er ist untrennbarer Teil dessen, was er wahrnimmt.

Was Foerster da formuliert hatte, war im Wesentlichen nicht wirklich neu – das hatten andere vor ihm auch schon gesagt. Neu war der Aspekt, dass jede Realität ausschließlich das Produkt unseres Nervensystems sei. Das bedeutet: Jede Erkenntnis ist Einbildung. Neu war auch, mit welcher Absolutheit Foerster schlussfolgernd sagte, jede Wahrnehmung der Realität sei „radikal konstruiert". Mit seiner Theorie der radikalen Konstruktion der Realität wurde von Foerster gemeinsam mit dem irisch-amerikanischen Philosophen Ernst von Glaserfeld (1917-2010) zum Begründer des radikalen Konstruktivismus.

Die Kernthese des radikalen Konstruktivismus besagt, dass eine Wahrnehmung niemals das Abbild einer Realität übermittelt. Die Realität besteht unabhängig von unserem Bewusstsein, das sich im Nervensystem befinde. Die Ergebnisse der soziologischen Forschungen deckten sich also einerseits mit den Erkenntnissen der Wissenschaftler, die erkannt hatten, dass sich uns das zeigt, was wir anschauen wollen, und dass wir das wahrnehmen, was wir brauchen.

Gleichzeitig unterschieden sich die radikalen Konstruktivisten aber von den Erkenntnissen der Quantenphysiker: Die soziologische Überzeugung, dass die von Menschen wahrgenommene Realität sich ausschließlich im menschlichen Nervensystem befindet, widerspricht der quantenphysikalischen Ansicht, dass Beobachter und Beobachtetes Eins sind – hier wird der Unterschied zwischen innen und außen, subjektiv und objektiv ganz aufgehoben. Wenn Beobachter und Beobachtetes Eins sind, ist innen außen und außen innen. Das Verhältnis von subjektiv zu objektiv wandelt sich in ein Verhältnis von relativ zu absolut.

Im Rahmen ihrer Theorie über subjektive Wahrnehmung und objektive Wahrheit entwickelte sich im radikalen Konstruktivismus schließlich eine neue Methode. Denn immerhin waren die radikalen Konstruktivisten ja davon überzeugt, dass es eine unabhängige Realität geben muss, die wir aber – wie gesagt – nicht erkennen können. Und weil sie dieser unabhängigen, objektiven Realität durch ihre Beobachtungen näher kommen wollten, entwickelten sie eine Konstruktion der Beobachtung, die im Wesentlichen das Beobachten des Beobachtens beschreibt. Die radikalen Konstruktivisten nannten das „die Beobachtung zweiter Ordnung der Beobachtung erster Ordnung".

Die Beobachtung zweiter Ordnung bietet zwei Perspektiven. Aus der ersten Perspektive beobachten wir fremde Systeme. Im Alltag tun wir das andauernd. Jede Vermittlung von Ereignissen durch ein Medium – sei es eine Tageszeitung, ein Buch oder ein Film, Radio oder Fernsehen – macht uns zu Beobachtern zweiter Ordnung fremder Systeme. Wir schauen auf die Erlebnisse anderer oder lassen uns ihre Geschichten erzählen.

Dadurch beobachten wir, wie Andere auf die Welt schauen, bzw. wie sie die Welt beobachten. Gemäß der konstruktivistischen Terminologie sind wir also die Beobachter zweiter Ordnung der Beobachtung erster Ordnung durch Andere. Hierbei entsteht für uns ein Distanzgewinn, weil wir als Beobachter zweiter Ordnung nicht direkt von der Beziehungswirklichkeit des fremden Systems betroffen sind.

Aus der zweiten Perspektive beobachten wir uns als Mitglied unseres eigenen Systems. Die Frage der Konstruktivisten hierbei lautet: „Was erkenne ich, wenn ich mich als Beobachter in das von mir Beobachtete mit einbeziehe?" Diese Beobachtung ist das selbstreflexive[1] Bemühen, die

---

[1] lateinisch, reflectere = rückwärts biegen, umbiegen

blinden Flecke bei der eigenen Selbstwahrnehmung zu umgehen. Um uns in das von uns Beobachtete miteinzubeziehen, brauchen wir als Beobachter einen Stellvertreter für unsere eigene Person, den wir dann beobachten können.

In Aufstellungen ist die selbstreflexive Beobachtung des eigenen Systems einer der Schlüsselmomente für die systemische Wahrnehmung der Beziehungswirklichkeit. Der Klient beobachtet sich selbst in der Person seines Stellvertreters, der – stellvertretend für ihn – die Beziehungsqualitäten im System beobachtet, bzw. wahrnimmt. Der Klient beobachtet sich im System und gleichzeitig sein eigenes System von außen.

Dabei erkennt er, wie er selbst auf sein System schaut und wie auf ihn geschaut wird. Tauscht der Klient später dann mit seinem eigenen Stellvertreter den Platz, zeigt sich, dass er sich nun selbst in seine Beobachtungen mit einschließen kann. Er hat Informationen von unbeteiligten, nicht in den Systemalltag verwickelten Dritten bekommen, die seine Systembewusstheit erweitern. Durch die Wahrnehmungen seines Stellvertreters findet er jetzt außerdem einen einfacheren Zugang zur Ebene des Spürens und des Erlebens der Beziehungswirklichkeit, die ihm aus der „Ich"-Perspektive gemeinhin verborgen bleibt.

Steht der Klient hingegen von Beginn der Aufstellung an selber an seinem Platz im System, dann erlebt er zunächst direkt und unmittelbar die Wirkung der Beziehungsstrukturen. Und dadurch, dass ihm Stellvertreter gegenüberstehen, die ihm Auskunft über die Beziehungsqualitäten im System geben, wandelt sich sein Zugang zum eigenen System von der „Ich"- zur „Wir"-Perspektive. Hier wird er mittelbar zum Beobachter zweiter Ordnung. Er erfährt sich durch die Augen der Anderen als relatives Systemelement.

Dasselbe Prinzip greift in der Einzelarbeit. Hier erlebt sich der Klient als Beobachter zweiter Ordnung, wenn er die Positionen mit Holzfiguren oder anderen Objekten besetzt, oder aber, wenn er sich auf sogenannte „Bodenanker" stellt – meist ein Blatt Papier, auf dem steht, für welchen Aspekt es an dieser Stelle liegt.

Durch die Fokussierung auf die Beziehungswirklichkeit hat er auch hier die Möglichkeit, aus der „Wir"-Perspektive zu schauen. Stellt er sich in der Einzelarbeit selber auf die verschiedenen Positionen der Bodenanker, kann er als Beobachter zweiter Ordnung die Beziehungswirklichkeit von unterschiedlichen Standpunkten aus erleben. Das unterstützt seine Reflektion über die eigene Position im System.

In welcher Konstellation auch immer – die Beobachtung zweiter Ordnung ermöglicht unsere Wahrnehmung der sozialen Beziehungswirklichkeit. Sie hat im Kontext der systemischen Einheit aus Betrachter und Betrachtetem eine zentrale Schlüsselfunktion für unser systemisches Wahrnehmen.

THESE 12

Aufstellungen funktionieren, weil die Beobachtung zweiter Ordnung uns ermöglicht, uns als Beobachter in unsere Beobachtungen einzubeziehen.

Wir erfahren uns in unserer Systemwirklichkeit und gewinnen dabei ein soziales Bewusstsein zugunsten unseres Systems.

Verschränkung

In der Einleitung zu diesem Kapitel habe ich gesagt, dass die Stellvertreter in Aufstellungen zum Teil nicht nur eine physiognomische Ähnlichkeit mit denen, für die sie stehen, zeigen. Sie zeigen auch zwillingsgleiche Verhaltensweisen oder sprechen dieselben Sätze, wie die, für die sie stehen. Es besteht eine offensichtliche Verbindung zwischen Stellvertretern und Stellvertretenen. Und diese Verbindung weist eindeutige Analogien zum Phänomen der Verschränkung auf, die eine wirklich besondere Art der Verbindung ist.

Der Begriff Verschränkung kommt aus der Quantenphysik und bezeichnet eine „non lokale" Verbindung. Non lokale Verbindungen sind nicht-physische ad hoc Verbindungen in einem nicht definierten Raum. Was hier möglicherweise für Sie zunächst kompliziert klingt, wird im Folgenden verständlicher.

Verbindungen implizieren immer auch eine Distanz zwischen A nach B, egal, wie nah diese einander sein mögen. Wenn ich als A Ihnen als B nun eine Information zukommen lassen will, benötigt diese immer eine Weile, bevor sie von mir zu Ihnen gelangt. Diese Weile kann wirklich sehr kurz sein, Tatsache aber ist: Die Zeit für die Bewegung durch den Raum ist für uns messbar. Dabei ist es egal, ob ich etwas sage und die Schallwellen meiner Worte sich durch den Raum bewegen müssen, um Sie zu erreichen, oder ob wir durch ein Kabel verbunden sind, und die Informationen entlang der Strecke zwischen uns als Impulse weitergereicht werden, wie zum Beispiel bei unseren Festnetztelefonen oder beim Kabelfernsehen. Unabhängig vom Übertagungsweg benötigt die Information immer ein Übertragungsmedium – Welle oder Kabel – und sie benötigt für die Übertragung Zeit.

Eine Verschränkung ist eine ganz andere Art der Verbindung: Sie ist eine Verbindung, bei der nicht nur kein Übertagungsmedium für eine Informationsvermittlung benötigt wird. Für die Strecke von A nach B benötigt die Information darüber hinaus auch absolut keine Zeit. Sie ist in dem Moment, in dem sie bei A erzeugt wird, „instantan" bei B vorhanden, wie die Quantenphysiker sagen. Taucht bei einer Verschränkung also die Eigenschaft, bzw. die Information eines Teilchens A auf, so erscheint bei Teilchen B die dazu korrelierende Eigenschaft oder Information im selben Moment – ohne Übertragungsmedium und absolut ohne Verzögerung.

Genau dieses Phänomen hatte Einstein beobachtet und erkannt, dass es fundamental der Erkenntnis widersprach, dass sich nichts schneller als das Licht bewegen kann. Einsteins Beobachtungen führten zum sogenannten „Einstein-Podolsky-Rosen-Paradoxon" (EPR)[1] Das EPR beschreibt, dass Ereignisse in der Quantenwelt gegen das physikalische „Gesetz der Lokalität" und scheinbar auch gegen die Unmöglichkeit einer Überlichtgeschwindigkeit verstoßen. Das Gesetz der Lokalität sagt, dass Vorgänge ausschließlich eine Auswirkung mit messbarem Zeitbedarf auf ihre direkte räumliche Umgebung haben können. Lokale Verbindungen sind demnach auf eine räumliche Umgebung beschränkt und nur hier können sie unter der Bedingung eines gewissen Zeitverzugs wirken – zwischen „wenn" und „dann" muss eine Distanz in einem definierten Raum überwunden werden.

Genau das aber war im EPR nicht der Fall. Die Physiker beobachteten, dass zwei weit voneinander entfernte Teilchen ein absolut zeitgleich korrelierendes Verhalten aufwiesen. Für dieses korrelierende Verhalten hätten die Teilchen einander mit einer Geschwindigkeit informieren müssen, die um ein Vielfaches schneller als das Licht hätte sein müssen. Weil

---

[1] EPR, Boris Podolsky, 1896-1966, und Nathan Rosen, 1909-95

aber genau das für die Physiker undenkbar war, bezeichnete Einstein die Vorgänge im EPR schließlich als „spukhafte Fernwirkung".

Im Jahr 1922 konnten jedoch die beiden deutschen Physiker Otto Stern (1888-1969) und Walther Gerlach (1889-1979) in einer Versuchsanordnung mit Elektronen beweisen, dass eine non lokale Fernwirkung keinesfalls spukhaft, sondern ein Grundprinzip der Quantenwelt ist, das hier Verschränkung genannt wird. Bei der Verschränkung tritt ad hoc ein polares oder ein identisches Verhalten zweier Teile oder einer Gruppe von Teilen auf.

Das Stern-Gerlach Experiment war das erste in der Quantenphysik, in dem Verschränkung nachgewiesen werden konnte, und in Folge gab es zahlreiche Verschränkungsexperimente. Bis heute wurden sie derart verfeinert, dass beobachtet werden konnte, dass selbst das 10.000-fache der Lichtgeschwindigkeit nicht ausreichen würde, um eine Information von A nach B zu übermitteln. Die Elementarteilchen wissen immer schon vor einer möglichen Informationsübertragung, wie sie einander zu einem Ganzen zu ergänzen haben.

Im Stern Gerlach Experiment zeigte sich eine Verschränkung mit polarem Ergebnis. Zeigte ein Teilchen einen Drehimpuls nach oben, einen sogenannten „Spin up", so zeigte das andere einen Drehimpuls nach unten, einen sogenannten „Spin down". Und dieses polare Verhalten zeigten die beiden Teilchen mit einer statistischen 50:50 Exaktheit[1].

Es gibt in verschränkten Systemen aber auch das Phänomen eines zwillingsgleichen Verhaltens, und heute versuchen wir, diese Art der Verschränkung z.B. für die abhörsichere Dateninformation zu nutzen.

---

[1] Eine umfassendere Beschreibung des Stern-Gerlach Experiments finden sie im Anhang unter A5

Hierbei wird eine Information an einer Stelle hervorgebracht, die instantan an einer anderen Stelle auftritt, ohne dass hierfür eine Informationsübertragung nötig ist. Das bedeutet: Es gibt die Erzeugung identischer Informationen an voneinander entfernt liegenden Orten, ohne dass eine Datenübertragung stattfindet, die irgendein Medium (Wellen oder Kabel) oder Zeit für die Informationsübertragung benötigt. Inzwischen gelingt es bereits, Strecken von bis zu 144 Kilometer für eine absolut abhörsichere Datenverschränkung zu überwinden, und es ist nur eine Frage der Zeit, wann diese Entfernungsbegrenzung überwunden werden wird. Die Erzeugung von verschränkten identischen Informationen heißt übrigens Quantenkryptographie.

Dass sich allerdings Informationen ohne Medium und mit Überlichtgeschwindigkeit fortpflanzen können, das halten Forscher für unwahrscheinlich, weil sie davon überzeugt sind, dass sich nichts schneller als das Licht bewegen kann. Eine Mehrzahl der Physiker ist vielmehr davon überzeugt, dass bei Verschränkungen keine Information ausgetauscht wird, und dass sich verschränkte Verhaltensweisen gleichzeitig an jedem Ort und zu jedem Zeitpunkt zeigen können. Angesichts der instantanen Zwillingsgleichheit oder Polarität der Systemelemente gehen sie außerdem davon aus, dass es etwas wie ein „vorab Wissen" gibt, das darüber entscheidet, wie sich verschränkte Elemente zu verhalten haben.

Dieses vorab Wissen gleicht einem systemischen Grundprinzip, einem Gesetz. Die non lokale Verbindung weist nämlich darauf hin, dass zwischen den Teilchen eine offensichtliche Beziehung besteht. Um diese Beziehung, bzw. das Beziehungssystem zu beschreiben, das die beiden verschränkten Teilchen bilden, können wir sie nicht als einzelne Elemente mit absolut definierten Zuständen beschreiben. Wir müssen ihr Verhalten in Relation zum gesamten Beziehungssystem betrachten. Das Verhalten der Teilchen weist also auf gemeinsames Bewusstsein hin, auf ein höheres Prinzip, das dem Beziehungssystem zu eigen ist. Gemeint ist dieses Systembewusstsein nicht im Sinn eines Selbstbewusstseins, sondern als energetisches oder geistiges Prinzip von Systemen. Denn Bewusstsein ist immer auch die Ursache für Verhalten. Und das Systembewusstsein ist die Ursache für das Verhalten der Systemelemente.

Wir könnten die quantenphysikalischen Erkenntnisse nun bezweifeln und einwerfen, es könne sich – zumindest bei einer Verschränkung mit polarem Verhalten – um eine Determination und eben nicht um eine Verschränkung handeln. Denkbar wäre etwa, dass sich Teilchen B nicht in Relation zu Teilchen A verhält, sondern deshalb, weil sein Verhalten vorab terminiert ist.

Tatsächlich aber ist das mehr als unwahrscheinlich. Denn dann wäre der Zufall der mathematisch exakten Polarität bei willkürlich gewählten Teilchen eindeutig zu hoch. Darüber hinaus widerspricht eine Determination fundamental dem superpositorischen Wesen eines isolierten Teilchens. Die Superposition bedingt nämlich, dass beide mögliche Verhaltensweisen – spin up und spin down – als gleichzeitige Wahrscheinlichkeit im Elementarteilchen angelegt sind. Und bei Verschränkungen mit identischem Verhalten können wir insbesondere dann nicht mehr von Determination sprechen, wenn wir uns noch einmal die Ergebnisse der Quantenkryptografie vergegenwärtigen.

Die Phänomene der Verschränkung weisen aus den genannten Gründen auf ein Systembewusstsein, das als strukturelles Prinzip über das Verhalten der Teilchen miteinander in dem Moment entscheidet, in dem sie nicht mehr isoliert sind und eine Beziehung mit ihrer Umgebung eingehen. Genau das tun sie in einem Experiment. Sie werden zum interagierenden, relativen Teil eines Beziehungssystems, das aus der Summe der Elementarteilchen plus der Verbindung von Beobachter und Beobachtetem ein Gesamtsystem bildet. Auf die Existenz eines Systembewusstseins gehe ich im folgenden Abschnitt vertieft ein.

Manche Physiker sagen, dass die Phänomene einer Verschränkung in der Alltagswelt nicht wahrnehmbar und deshalb auch nicht nachweisbar seien. Was für die Welt der Quanten gilt, könne in der Makrowelt nicht bewisesen werden. Diese Vermutung würde dann auch bedeuten, dass wir es in Aufstellungen nicht mit Verschränkungsphänomenen zu tun haben. Tatsache aber ist, dass wir das Prinzip der systemischen Verschränkung, bzw. in jedem Fall die Ergebnisse dieses Prinzips überall beobachten können.

Dass die Natur auf dem Prinzip der Polarität basiert, ist eine unwidersprochene Tatsache. Ihre Polarität verweist unter anderem auf das Grundprinzips des systemischen Gleichgewichts. Tatsache ist auch, dass eineiige Zwillinge immer wieder „verschränkte" Verhaltensweisen aufweisen – auch über weite Entfernungen, und auch, wenn sie einander gar nicht kennen, weil sie z.B. direkt nach der Geburt getrennt wurden. Weil sich eineiige Zwillinge aus einem System – aus einer Zelle – entwickelt haben, weisen sie als getrennte Teile dieses Systems nun eine Verbindung auf, die identische Phänomene wie bei einer Verschränkung zeigt.

Damit ich aber nicht ins Gehege der Physiker komme, ersetze ich den physikalischen Verschränkungsbegriff für die Betrachtung von Aufstellungen mit dem Begriff „systemische Verschränkung". Von dem Moment an, in dem Stellvertreter ihre Position in einer Aufstellung einnehmen, entsteht eine nicht lokale systemische Verschränkung, welche die Stellvertreter mit den realen Personen und die beiden Systeme instantan in Korrelation treten und kommunizieren lässt. Und weil sich in der Natur, bei Zwillingen, oder eben auch in Aufstellungen so offensichtlich dieselben Phänomene wie bei der Quantenverschränkung zeigen, ist natürlich die Frage, ob es nicht doch gelingen kann, eine Verschränkung von Objekten auf der Makroebene zu beobachten oder zu erzeugen, wie das in der Quantenphysik bereits möglich ist.

Würde das gelingen – auch jenseits von Aufstellungen – dann wäre der Beweis erbracht, dass Verschränkung nicht nur für die Quantenebene gilt, und die Unterscheidung in Quantenverschränkung und systemische Verschränkung könnte fallengelassen werden.

Hierzu gibt es tatsächlich ein Experiment aus dem Jahr 2008, in dem Roman Schnabel, Professor am Albert-Einstein-Institut für Gravitationsphysik der Universität Hannover, mit seinem Team versucht hat, Spiegel zu verschränken. Er schreibt hierzu:

„Verschränkung tritt oft bei Teilchen auf, die einen gemeinsamen Ursprung haben. Man kann sie aber auch nachträglich erzeugen, indem man zwei Objekte einer gemeinsamen Kraft aussetzt und sie so in eine starke gegenseitige Abhängigkeit bringt. Nach einer gewissen Zeit tritt dann die Verbindung zur Umgebung in den Hintergrund: Die Gegenstände beginnen ihre Individualität einzubüßen und eine neue Einheit zu bilden. Diese Einheit bleibt auch erhalten, wenn man die auf beide wirkende Kraft abstellt – zumindest so lange, bis der Einfluss der Umgebung wieder dominiert. Genau dieses Prinzip bildet die Grundlage unseres Vorschlags, zwei Spiegel miteinander zu verschränken. {...} So hoch diese Anforderungen an das Experiment sind, sollten sie sich mit dem heutigen Stand der Technik doch erfüllen lassen. Wir sehen deshalb gute Chancen, dass verschränkte Spiegel schon bald Realität sein werden und sich die Paradoxien der Quantenwelt auch in unserem makroskopischen Alltag demonstrieren lassen."[1]

---

[1] Roman Schnabel, Verschränkung zweier Spiegel, Beitrag in Spektrum der Wissenschaft, Ausgabe Juni 2008, Seiten 14-16

Im Kontext der systemischen Verschränkung in Aufstellungen sind zwei
Sätze von Roman Schnabel entscheidend:

„Verschränkung tritt oft bei Teilchen auf, die einen gemeinsamen
Ursprung haben."

Für diesen ersten Satz gilt: Alles hat einen gemeinsamen Ursprung. Durch
den Urknall ist alles aus Einem „rausgeknallt" und hat einen gemeinsamen Ursprung. Unabhängig davon, ob der Urknall der Anfang aller
Anfänge war, oder ob er eine Wiederholung eines Helix gleichen Prinzips
von Ausdehnen und Zusammenziehen ist – als Zustand der maximalen
Verdichtung, in der es weder Zeit noch Raum gab, und aus der alles im
Universum hervorgetreten ist, hat es ihn gegeben. Und das bedeutet, dass
alles, was wir heute kennen, einen gemeinsamen Ursprung hat.

Deshalb ist alles ein hervorgetretener, ein existenter Teil eines vormals
nicht existenten, maximal verdichteten, singulären und superpositorischen
Systems. In diesem überlagerten sich sämtliche Wahrscheinlichkeiten, die
sich nun, in Momenten der Interaktion mit dem Umfeld, mit ihrem relativen Charakter zeigen, der in einem Moment nur eine einzige Erscheinungsform kennt. Folglich ist alles miteinander verbunden und das lässt
vermuten, dass Verschränkung ein systemisches Grundprinzip ist.

„Man kann sie aber auch nachträglich erzeugen, indem man zwei
Objekte einer gemeinsamen Kraft aussetzt und sie so in eine starke
gegenseitige Abhängigkeit bringt."

Für den zweiten Satz gilt: Im übertragenen Sinn geschieht genau das in
Aufstellungen. Durch das Aufstellungssetting, bzw. durch die intendierte
Beobachtung des Klienten, sowie durch die beabsichtigte Unterstützung

seines Anliegens durch den Aufstellungsleiter, und nicht zuletzt durch das gewollte Mitwirken der Stellvertreter, setzen wir das reale und das Aufstellungssystem unserer gemeinsamen Kraft aus. Und eben diese erzeugt eine systemische Verschränkung, die non lokal und instantan ist.

Die systemische Verschränkung können wir nicht nur energetisch spüren, wir können sie körperlich, weil sinnlich erfahren. Die Kraft unserer gemeinsamen Intentionen bei Aufstellungen wird also – neben der ohnehin bestehenden systemischen Verbundenheit – zu einem weiteren entscheidenden Determinationsfaktor für die systemische Verschränkung.

Ob es für die systemische Verschränkung in Aufstellungen irgendwann einmal einen wissenschaftlichen Beleg geben wird, der dann in allgemeingültige Formeln übertragen werden kann, das weiß ich nicht. Ich vermute aber, dass Verschränkung kein ausschließliches Phänomen der Quantenebene ist – sondern dass sie das systemische Grundprinzip aller Erscheinungen im Universum ist.

THESE 13

Aufstellungen funktionieren, weil hier durch die universelle Verbundenheit, ebenso wie durch die Kraft, der das Feld und das reale System ausgesetzt werden, eine systemische Verschränkung eintritt.

Morphogenetische Felder

Im Kontext der Erklärungen rund um Verschränkungsphänomene in Aufstellungen taucht immer wieder der Begriff der „morphogenetischen Felder" auf. Der Begriff stammt von dem britischen Biochemiker Rupert Sheldrake (*1942). Er wollte wissen, warum aus einer identischen Erbinformation in den Zellkernen eines biologischen Systems verschiedene Formen entstehen können.

Wie wissen unsere Zellen, dass sie zu Händen, Beinen oder Ohren werden sollen, wenn sie doch alle ein und dieselbe Information in sich tragen? Und wie wissen die identischen Zellen einer Pflanze, dass sie sich zu Stielen, Blättern oder Dornen ausdifferenzieren sollen? Sheldrake gelangte zu der Erkenntnis, dass hier morphogenetische[1] Felder ursächlich wirken.

Sheldrake hatte seine These vor dem Hintergrund bestehender Erkenntnisse entwickelt: Die Entwicklungsbiologen hatten in der zweiten Hälfte des vergangenen Jahrhunderts herausgefunden, dass die „differentielle Genexpression" der Zellen für die Ausprägung verschiedener biologischer Formen verantwortlich ist.

Die differentieller Genexpression ist eine spezifische Verbindung aus RNA (Ribonukleinsäure) und Proteinen (Eiweißen), die für einzelne Gruppen von Zellen jeweils anders zusammengesetzt ist. Durch die spezifische Zusammensetzung ergeben sich in Folge differenzierte Ausformungen, bzw. Endformen. Erst den 1990er Jahren entdeckten die Biologen Felder von Signalmolekülen – von sogenannten „Morphogenen" – und sie erkannten, dass diese morphogenen Felder die jeweils spezifische

---

[1] griechsich, morphogenetiki = Entstehung der Form

Synthese aus RNA und Proteinen bedingen und dadurch die Musterbildung bei Organismen steuern.

Anders als die Entwicklungsbiologen kommt Sheldrake nun zu einer anderen Schlussfolgerung. Er glaubt nicht, dass die Morphogene die Ursache für verschiedene Ausformungen aus identischen Informationen sind. Er ist hingegen davon überzeugt, dass es eine Ursache für das Verhalten der Morphogene, also eine übergeordnete Steuerungszentrale für die biochemischen Prozesse gibt. Die Morphogene seien nicht die Ursache für eine spezifische Synthese aus RNA und Proteinen, sie seien lediglich die Wirkung einer Ursache.

Dass diese Ursache nicht im Hirn verortet ist, sondern dass hier nur die Prozesse koordiniert werden, das konnte in der Biologie zwar bewiesen werden. Eine Schlussfolgerung aber wurde hieraus nicht gezogen. Sheldrake wagte eine solche Schlussfolgerung und beschrieb die übergeordnete Steuerung der Morphogene als Feld des Wissens, bzw. des Bewusstseins. In Abgrenzung zum Begriff der Biologen nennt er dieses Bewusstseinsfeld das „morphogenetische Feld".

Das morphogenetische Feld ist, so Sheldrake, ein untrennbarer Teilbereich eines universellen Felds, in dem Formen zu Informationen kodiert werden. In dem Moment, in dem eine Form an einer Stelle erstmals auftaucht, ist sie zugleich Bestandteil eines Informationsfelds, das wiederum ein relatives Element des universalen Systems ist.

Tritt eine Form an einer Stelle also erstmals auf, kann sie zeitgleich – instantan – identisch an anderen Stellen auftauchen, unabhängig davon, wie weit die Stellen voneinander entfernt sind. Eine als Information abgespeicherte Form wird nie mehr vergessen und ist jederzeit reproduzierbar.

Dasselbe gilt für Verhaltensweisen. Erstmals auftauchende Verhaltensweisen übertragen sich unmittelbar auf andere Bereiche. Ist ein Verhalten als Information im morphogenetischen Feld abgespeichert, kann es überall instantan auftreten. Auch hier spielt die Entfernung keine Rolle. Nach Sheldrake schauen wir hier deshalb auf non lokale Verbindungen, die als Phänomen der Verschränkung zu verstehen sind.

Es wird deutlich, dass Sheldrakes Konzept der morphogenetischen Felder eine ebenso gute Erklärung für die Ähnlichkeits- und Wirkungsphänomene in Aufstellungen darstellt, wie das Konzept der Quantenverschränkung, und Sheldrakes Ansatz erscheint unter logischen Gesichtspunkten durchaus folgerichtig. Er ist aber in der Naturwissenschaft umstritten – morphogentische Felder sind eine bisher nicht belegbare Hypothese.

Diesen Vorwurf muss sich natürlich jede Mutmaßung über das Vorhandensein eines Bewusstseins gefallen lassen. Erstens müssen wir konzedieren, dass wir das, was Bewusstsein ist, bis heute nicht wirklich benennen können, und zweitens können wir nicht etwas beweisen, das wir nicht einmal präzise eingegrenzt beschreiben können. Denn was genau ist Bewusstsein? Wir können es lediglich umschreiben.

Systembewusstsein

Das lateinische Wort für Bewusstsein heißt „Conscientia" und das bedeutet „Mitwissen". Bewusstsein ist also ein Mitwissen. Mit wem oder was aber weiß unser Bewusstsein? Der Begriff Bewusstsein wurde erstmals von dem Philosophen, Jurist und Mathematiker Christian Wolff (1679-1754) als Lehnsübersetzung[1] geprägt.

Wolff verwendete den Begriff des Bewusstseins im Sinne unserer Erkenntnis, die er in historische (was ist jetzt, und was ist gewesen?), philosophische (warum ist es so?) und mathematische (wie viel ist es?) unterteilte. Wolff fand so viele überzeugte Anhänger wie Gegner, und die in Folge verschiedentliche Verwendung seines Begriffs führte schließlich dazu, dass wir heute nur Aspekte für ein offensichtlich vorhandenes Bewusstseins benennen können. Der zentraler Aspekt heißt: Ohne Leben gibt es kein Bewusstsein, bzw. die Offensichtlichkeit eines Bewusstseins ist an die Existenz gebunden. Dabei unterscheiden wir zwischen bewusstem und unbewusstem Bewusstsein. Beim bewussten oder auch gedanklichen Bewusstsein sind wir uns z.B. unseres Selbst bewusst, und wir sind uns damit auch unseres Bewusstseins bewusst. Wir sind uns außerdem unserer Individualität bewusst und nehmen zugleich bewusst die Individualität unserer Gegenüber wahr. Mit dem gedanklichen Bewusstsein erinnern wir uns, wir denken, planen oder wir sagen: „Ich denke...", „ich will,...", oder „ich mache es so..."

Das unbewusste Bewusstsein hat viele Erscheinungsformen. Eine nahe liegende ist z.B. der Traum, in dem wir unter anderem etwas auf einer unterbewussten Ebene verarbeiten. Eine andere sind körperliche Symptome,

---

[1] Eine Lehnsübersetzung ist ein zusammengesetzter Begriff, bei dem die Bestandteile eines Fremdworts einzeln wortwörtlich übersetzt wurden. „Skysraper" und „Wolkenkratzer" oder auch „grand-mère" und „Großmutter" sind hierfür ein Beispiel.

die Ausdruck eines bestimmten Zustands sind, der uns möglicherweise gar nicht bewusst ist, unserem Organismus aber ganz offensichtlich doch. Anderenfalls würde er diesen Zustand nicht ausdrücken.

Und schließlich gibt es auch das phänomenale Bewusstsein, mit dem wir nicht nur wahrnehmen sondern auch fühlen können. Unser Kältegefühl oder unser Schmerzempfinden sind ebenso Ausdruck dieses Bewusstseins, wie z.B. unser Entzücken angesichts eines Kleinkinds oder unsere verärgerte Reaktion auf eine gefühlt unberechtigte Kritik.

Bewusstsein richtet sich also grundsätzlich auf ein Objekt aus – auf etwas, was es wahrzunehmen und „mitzuwissen" – und deshalb auszudrücken gibt. Nun ist es aber so, dass Maschinen, und insbesondere Computer das auch tun. Stellen Sie sich z.B. vor, Ihr Computer kann Klienten oder Kunden verstehen und seine Angebote genau auf deren Bedürfnisse ausrichten. Er kann sie beraten, überzeugend argumentieren oder sogar mit ihnen flirten. Er kann also genau das Verhalten zeigen, von dem wir bei uns auf ein offensichtlich vorhandenes Bewusstsein schließen. Allerdings gibt es einen Unterschied: Die Fähigkeiten des Computers haben wir in ihn „reinprogrammiert". Ohne dieses Programm, die Software, könnte der Computer nichts, er wäre lediglich eine Anordnung von Hardware, von „toter" Materie. Bewusstsein aber ist an autipoietisches Leben gebunden.

Es stellt sich also die Frage, wie aus einer bestimmten Konstellation von lebender Materie ein Bewusstsein entsteht, das dann zu den oben beschriebenen Fähigkeiten führt. Und natürlich stellt sich auch die Frage, ob es dieses Bewusstsein in impliziter Form nicht schon vor der Existenz gegeben hat, an die es dann wiederum gebunden ist, wenn wir es wahrnehmen und ausdrücken. Wenn es ein implizites Bewusstsein als Grundprinzip des universalen superpositorischen Systems gibt, dann wird es im

Moment seiner Existenz in unserem Fall zu einem persönlichen Bewusstsein, oder im Fall einer quantenphysikalischen Versuchsanordnung zu einem Versuchsanordnungs-Systembewusstsein.

Das „vorab Wissen", das sich beim Verhalten von Elementarteilchen bei Verschränkungsexperimenten zeigt, hat den Charakter eines solchen Systembewusstseins. Es sorgt dafür, dass sich die einzelnen Elemente relativ zueinander und in Summe relativ zum Gesamtsystem verhalten.

Systembewusstsein meint hier nicht Systembewusstheit. Systeme haben keine gedankliche Bewusstheit, die sagt: „Ich weiß, dass ich das und das denken muss, damit meine Elemente sich so oder so verhalten". Systembewusstsein meint auch kein systemisches Selbst- und Individualbewusstsein, das sagt „Ich weiß, dass ich bin und ich weiß, wer ich bin. Dabei weiß ich, dass ich einzigartig bin und die Systemelemente sollen dafür sorgen, dass das so bleibt". Systembewusstsein ist nicht persönlich zu verstehen, es hat kein „Ego". Systembewusstsein ist schließlich auch keine spirituelle Größe, wie etwa ein Gott, der vermeintlich im Einzelnen vorgibt, wie etwas sein soll, damit unser Verhalten diesem Einen dient. Systembewusstsein ist vielmehr ein übergeordnetes und zugleich innewohnendes Prinzip, und als steuernde Kraft der Autopoiese wohnt es allen Systemen inne. Insofern entwickeln sich Systeme aus sich selbst heraus und folgen dabei ihrem inneren Bewusstsein sowie dem übergeordneten Bewusstseins des Systems, dessen Teil sie wiederum sind.

Wir könnten uns hier fragen: Wenn es Autopoiese gibt, wofür braucht es dann noch Bewusstsein? Oder anders: Was ist das Bewusstsein mehr als die Autopoiese? Alles Leben, und so auch die Autopoiese, braucht Energie. Ohne diese Energie gäbe es weder einen systemischen Selbsterhalt noch eine Weiterentwicklung. Weil es jedoch nur zwei Grundsubstanzen im Universum gibt, und weil es unbestreitbar ein Bewusstsein gibt, kann dieses Bewusstsein entweder nur ein Aspekt bzw. ein Zustand dieser beiden Grundsubstanzen sein, oder das Bewusstsein ist das, was wir meinen, wenn wir sagen: Materie und Energie sind Erscheinungsformen desselben. Bewusstsein wäre dann dieses „Dasselbe".

Als Dasselbe, oder aber als ein Zustand der Energie, bestimmt das Systembewusstsein die Strukturgesetze des Systems, damit dieses sich selbst erhalten und weiterentwickeln kann. Die Strukturgesetze sind also nicht die Ursache für die Bewegungen des Systems. Sie sind die Wirkung des Systembewusstseins. Diese Vermutung teilen auch einige Naturwissenschaftler. Sie gehen davon aus, dass es ein unsterbliches Bewusstsein als Grundprinzip des universalen Systems gibt – manche von ihnen sprechen dabei von Information als Grundsubstanz des Universums.

Einer dieser Wissenschaftler ist der ungarische Wissenschaftsphilosoph und Systemtheoretiker Ervin László (*1932). Er ist Mitbegründer des Club of Rome und Präsident des Club of Budapest. Lászlos Theorien basieren auf der Idee des sogenannten „Akasha Felds". Die vedische Lehre in der indischen Philosophie spricht vom unsterblichen Bewusstsein und in diesem Zusammenhang vom Akasha Feld. In diesem ist das Bewusstsein als Summe allen Wissens beheimatet – bzw. muss es korrekter formuliert heißen: Die im Akasha-Feld beheimatete „Akasha-Chronik" ist das universelle Bewusstsein. Der vedischen Lehre nach ist die Chronik das Sternenhaus aller Erinnerungen, jeder Gegenwart und aller künftigen Projektionen, quasi ein zeit- und ortsunabhängiger, übergeordnet universeller Informationsspeicher. Lászlo sagt, dass Wahrnehmungsformen wie Intuition oder Hellsehen direkt mit dem universellen Bewusstseinsfeld, dem Akasha Feld, verbunden sind. Eine Akasha Erfahrung vermittle Informationen über die wirkliche Welt, wobei László den Begriff „wirklich" im Sinne eines „übergeordnet einzig Wahren" verwendet.

Ein anderer Wissenschaftler ist der deutsche Physiker und Philosoph Carl Friedrich von Weizsäcker (1912-2007). Er hatte Mitte der 1950er Jahre auf der Basis der klassischen Informationstheorie und Quantenmechanik die „Ur-Theorie" entwickelt,. Von Weizsäcker nahm an, dass Materie und Energie aus Information hervorgehen. Er zerlegte jedes Objekt in seine kleinsten Bestandteile, über die schlussendlich nur noch binäre[1] Aussagen möglich waren. Binäre Aussagen sind immer polar. Sie widersprechen und ergänzen einander gleichzeitig – so wie: 0 und 1, ja und nein, hell und dunkel oder Sein und nicht Sein.

Die binären Elementarbausteinchen nannte von Weizsäcker „Ur-Alternativen", kurz: „Ure". Aus den Uren ließen sich alle denkbaren Objekte und Zustände aufbauen – unabhängig von ihrer letztendlichen Größe und Komplexität. Die Ure gleichen nonlokalen, superpositorischen Wahrscheinlichkeiten, die erst durch ihre jeweilige Verknüpfung zu Objekten einem festen Platz im Raum einnehmen. Das erinnert an die Elementarteilchen, in denen sich Wahrscheinlichkeiten überlagern und sich erst differenzieren, wenn ein Teilchen in Interaktion tritt – also zum Beispiel beobachtet wird. Weizsäckers Ure gleichen den Quantenbits, die als Recheneinheiten die Quantencomputer von morgen steuern sollen. Sein ganzes Leben lang verfolgte von Weizsäcker das Ziel, eine Formel für die Berechnung der möglichen Wechselwirkungen der Ure zu entwickeln – was ihm nicht gelang. Sein Werk blieb unvollendet.

Der deutsche Wissenschaftsphilosoph Holger Lyre (*1965) griff von Weizsäckers Idee der Ure auf. Er entwickelte eine „Quantentheorie der Information", die das Universum als informatorisches Gefüge erklärt: Die

---

[1] lateinisch, bini = je zwei, bina = paarweise

Ure, die das Universum als kleinste binäre Grundbausteine erfüllen, sind die Grundbausteine unseres Wissens über die Welt und das Universum: Information, Wissen und Physik verschmelzen in diesem Konzept zu einer Einheit.

Auch der österreichische Physiker Anton Zeilinger (*1945) erklärt die Information zur fundamentalen Substanz des Universums. Nach seiner Überzeugung bestimmt die Information, was Wirklichkeit werden kann. Jede Wirklichkeit enthält eine materielle und eine geistige Komponente. Im Alltag bewegen wir uns nach Zeilinger auf der Bühne der primären Wirklichkeit. Die Information über diese Wirklichkeit ist ein sekundäres Konzept – so, wie es sich in allen Wissenschaften und eben auch in der klassischen Physik zeigt. Damit meint Zeilinger: Im Alltag ist die Information aus der Wirklichkeit abgeleitet. Sie ist unsere Assoziation zu dem, was sich als wirklich zeigt. In der Quantenphysik ist es umgekehrt: Hier ist die Information das primäre Konzept. Die Information wohnt den Quanten als superpositorische Substanz inne und zeigt eine ihrer wahrscheinlichen Informationsbestandteile im Moment der Beobachtung.

Der amerikanische Physiker John Archibald Wheeler (1911-2008), der den Begriff der schwarzen Löcher prägte und an der Entwicklung der Atom- und der Wasserstoffbombe mitwirkte, wurde vor allem für seine Theorie der Existenz von Parallelwelten bekannt. Gemeinsam mit seinem amerikanische Kollegen Bryce Seligmann DeWitt (1923-2004), einem theoretischen Physiker, hatte Wheeler die Wheeler-DeWitt-Gleichung entwickelt, die das gesamte Universum als Wellenfunktion darstellte und für sich beanspruchte, als übergeordnete Universum-Erklärungsformel zu gelten. Zwar setzte sich Wheelers Formel in ihrem generalistischen Anspruch nicht durch. Sie wurde jedoch zur Grundlage der Quantengravitationstheorie, die eine Verbindung aus Relativitätstheorie und Quantentheorie herzustellen versucht. Auch Wheeler vertrat die Hypothese, dass die grundlegende Substanz des Universums Information, mithin in Summe Bewusstsein ist. Andere physikalische Erscheinungen seien dagegen als Nebenprodukte zu verstehen. Die universale Information sei durch Zeit und Raum vorhanden, sie sei zu allen Zeiten an allen Orten gleichzeitig und insofern jederzeit verfügbar.

Die genannten Wissenschaftler beschreiben in ihren Arbeiten das, was wir als unsterbliche Seele verstehen, und sie argumentieren mit einer rational-logischen Herleitung: Wenn es einen Teilchen-Welle-Dualismus bei den Grundbausteinen des Universums gibt, dann gibt es konsequenterweise auch einen Dualismus von Körper und Seele. Auch der Körper besteht aus den universalen Grundbausteinen, die Seele hat eine energetische Qualität.

Das Konzept des Dualismus sagt: Zwar erscheinen die materiellen und energetischen Substanzen[1] verschieden, sie kommunizieren aber andauernd, weil sie Aspekte desselben größeren Ganzen sind. Sie sind im Tiefsten eins. Dieses Eins ist die Information bzw. das universelle Bewusstsein. Ihre Dualität weist darauf hin, dass unsere Handlungen an unseren Körper – die Materie – und unsere Erkenntnisse an unseren Geist – die Energie – gebunden sind. Ähnliches hatte ich im Kapitel über das Licht formuliert, als ich sagte, dass die Konsequenz aus dem Welle-Teilchen-Dualismus bedeutet, dass wir auch einen energetischen Körper haben und mit diesem untrennbar Teil der Energie sind, die es schon immer gab. Die aus dem Welle-Teilchen-Dualismus folgenden Überlegungen der Wissenschaftler gehen aber noch einen Schritt weiter. Sie sagen: Es gibt ein unsterbliches Bewusstsein, das dauernd mit allen physischen und allen energetischen Körpern verbunden ist. Und weil dieses Bewusstsein unsterblich ist, war es schon immer da und wird immer schon da sein.

---

[1] lateinisch, substantia = das Wesen, die Beschaffenheit

Stellen Sie sich dieses Bewusstsein nicht persönlich vor. Stellen Sie es sich auch nicht vor, wie eine höhere Instanz. Verstehen Sie es als die Quelle des autopoietischen Grundprinzips allen Werdens und Vergehens.

Welche Bedeutung aber hat das Systembewusstsein für Aufstellungen, und wie erklärt es, warum Aufstellungen funktionieren? Vergegenwärtigen Sie sich noch einmal, dass das Systembewusstsein ein übergeordnetes und zugleich innewohnendes Prinzip für die Autopoiese aller Systeme und so auch des universalen Systems ist. Die Autopoiese ist ausschließlich auf Selbsterhalt und Weiterentwicklung aller Existenz ausgerichtet.

Stellt ein Klient nun sein Anliegen auf, ist er mit seiner physischen und seiner energetischen Existenz als Erscheinungsform der Grundsubstanzen des Universum zu verstehen. Diese beiden Grundsubstanzen sind Erscheinungsformen desselben, und dieses Dasselbe ist das Systembewusstsein als autopoietisches Grundprinzip. Aus diesem Grund sind auch der Klient, der Aufstellungsleiter und die Stellvertreter Erscheinungsformen desselben. Sie sind der existente Ausdruck des innewohnenden Systembewusstseins.

Weil im Moment der intendierten Beobachtung bei einer Aufstellung Beobachter und Beobachtetes eine Beziehung in einem Resonanzraum eingehen, bilden sie ein Beobachtungssystem – sie werden zu relativen Aspekten ein und desselbenGanzen.

Hat ein Klient also eine bestimmte Beobachtungsintention und ein konkretes Anliegen, sind diese als existenter Ausdruck des Systembewusstsein zu verstehen – oder anders gesagt: Das Systembewusstsein beobachtet sich in der Person des Klienten selbst und weiß dabei die Schwächen von dessen Selbstbeobachtung durch die Beobachtung zweiter Ordnung seiner Beobachtung erster Ordnung zu umgehen.

Bei der Beobachtung seines Selbst nimmt das Bewusstsein die wirkliche Qualität seiner inneren und äußeren Systembeziehungen wahr, unabhängig davon, ob es sich dabei mit seinen materiellen Fähigkeiten, also sinnlich, oder mit seinen energetischen Fähigkeiten, also übersinnlich wahrnimmt. Der Unterschied spielt für das Systembewusstsein keine Rolle, weil seine Erscheinungsformen als Energie und als Materie im tiefsten Eins sind – sie sind das Bewusstsein selber.

Die vom Bewusstsein wahrgenommenen Beziehungsqualitäten sind die einzige Wirklichkeit für das System und damit die absolute Systemwahrheit in diesem einen Moment. Die Wahrheit aber wandelt sich von Moment zu Moment, weil sich das System von Moment zu Moment im Zuge seiner Autopoiese kontinuierlich verändert.

Dabei spielt es keine Rolle, an welchem Ort sich das Systembewusstsein betrachtet – als Stellvertreter sind wir seine „Hilfsmittel" und in dem Moment unmittelbar mit dem realen System systemisch verschränkt, das vom Bewusstsein, in dem alle Systeme ihren Ursprung haben, betrachtet werden will. Als Hilfsmittel und Erscheinungsform des Bewusstseins greifen wir auf die uns innewohnende Information zu, die als Wissen im Feld der Aufstellung emporsteigt.

Aufstellungen funktionieren, weil alles miteinander verbunden ist.

THESE 14

Aufstellungen funktionieren, weil das Systembewusstsein das Aufstellungsfeld für die systemische Autopoiese automatisch „in seinen Dienst nimmt".

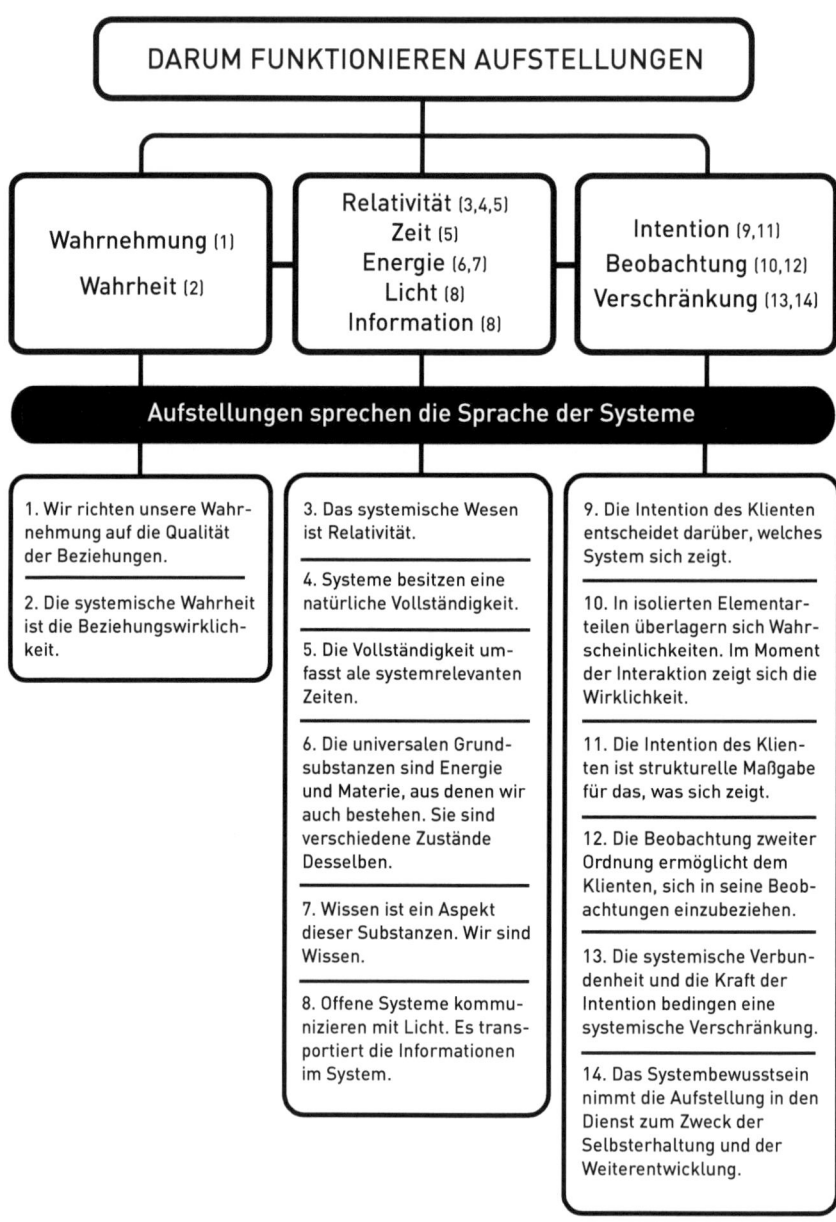

DARUM FUNKTIONIEREN AUFSTELLUNGEN

Wahrnehmung (1)

Wahrheit (2)

Relativität (3,4,5)
Zeit (5)
Energie (6,7)
Licht (8)
Information (8)

Intention (9,11)
Beobachtung (10,12)
Verschränkung (13,14)

Aufstellungen sprechen die Sprache der Systeme

1. Wir richten unsere Wahrnehmung auf die Qualität der Beziehungen.

2. Die systemische Wahrheit ist die Beziehungswirklichkeit.

3. Das systemische Wesen ist Relativität.

4. Systeme besitzen eine natürliche Vollständigkeit.

5. Die Vollständigkeit umfasst ale systemrelevanten Zeiten.

6. Die universalen Grundsubstanzen sind Energie und Materie, aus denen wir auch bestehen. Sie sind verschiedene Zustände Desselben.

7. Wissen ist ein Aspekt dieser Substanzen. Wir sind Wissen.

8. Offene Systeme kommunizieren mit Licht. Es transportiert die Informationen im System.

9. Die Intention des Klienten entscheidet darüber, welches System sich zeigt.

10. In isolierten Elementarteilen überlagern sich Wahrscheinlichkeiten. Im Moment der Interaktion zeigt sich die Wirklichkeit.

11. Die Intention des Klienten ist strukturelle Maßgabe für das, was sich zeigt.

12. Die Beobachtung zweiter Ordnung ermöglicht dem Klienten, sich in seine Beobachtungen einzubeziehen.

13. Die systemische Verbundenheit und die Kraft der Intention bedingen eine systemische Verschränkung.

14. Das Systembewusstsein nimmt die Aufstellung in den Dienst zum Zweck der Selbsterhaltung und der Weiterentwicklung.

A1: DIE HEIDELBERGER STUDIE

Die Heidelberger Studie, welche die Wirksamkeit von Aufstellungen empirisch belegt, wurde am Universitätsklinikum Heidelberg im Fachbereich „Medizinische Psychologie" durchgeführt. Auf der Website[1] des Universitätsklinikums liest man hierzu:

„Willkommen auf der Homepage des Forschungsprojektes *Rituale in Systemen": Zur Dynamik von Familien-Aufstellungen und Organisations-Aufstellungen.* Das Forschungsprojekt war ein Teilprojekt des von der Deutschen Forschungsgesellschaft geförderten Sonderforschungsbereichs (SFB) 619 „Ritualdynamik: Soziokulturelle Prozesse in historischer und kulturvergleichender Perspektive. Das Projekt startete am 01.07.2009 und wurde am 30.6.2013 abgeschlossen. Einzelne Forschungsergebnisse werden noch ausgewertet und publiziert. Die folgenden Seiten geben Ihnen eine Zusammenfassung der Forschungsergebnisse, stellen das Projektteam vor und ermöglichen Ihnen den Zugang zu Forschungsergebnissen.

Fokus des Projekts war die empirische Erforschung von Systemaufstellungen als therapeutisch-beraterische Handlungskomplexe. Aufstellungen können als ritualisierte Interventionen gefasst werden, in denen familiäre, berufliche oder andere Beziehungs- und Lebensthemen räumlich und symbolisch durch Repräsentanten inszeniert und dargestellt werden. Es existieren eine Vielzahl von Aufstellungsformen und -settings. Ziel des Projektes waren Erkenntnisgewinne über die Wirksamkeit von Aufstellungen. Dabei wurden Methoden der Kulturwissenschaften und der Psychotherapie-/Beratungsforschung verwendet."

---

[1] http://www.klinikum.uni-heidelberg.de/Aufstellungsforschung.116475.0.html

Dr. Jan Weinhold, der wissenschaftliche Betreuer der Studie, schreibt in seiner Zusammenfassung zu den Ergebnissen der Studie weiter:

„Auf den Punkt gebracht: Übersicht über die Ergebnisse der Heidelberger Studie zur Wirksamkeit von Systemaufstellungen (01.08.2013)

Einige Ergebnisse werden derzeit noch publiziert, deshalb können wir sie hier noch nicht im Detail darstellen. Zusammenfassend können wir folgendes berichten: 208 Studienteilnehmer wirkten in der RCT-Studie zur Wirksamkeit von Systemaufstellungen mit. Je 104 wurden randomisiert („per Zufall") auf vier dreitätige Aufstellungsseminare im Februar/März 2013 („Experimentalgruppe") und auf vier dreitägige Aufstellungsseminare im Juli 2013 („Kontrollgruppe") zugeteilt.

128 von ihnen bearbeiteten ein eigenes Anliegen in einer Einzelaufstellung, 80 nahmen als teilnehmende Beobachter teil. Ebenfalls randomisiert wurden sie zu zwei unterschiedlichen Seminarleitern (Dr. Gunthard Weber und Dr. Diana Drexler). Alle Studienteilnehmer füllten zu sechs Messzeitpunkten mehrere Fragebögen aus:

EB-45, FEP-2 und K-INK über ihre psychische Befindlichkeit, EXIS über ihr Erleben in den ihnen wichtigen sozialen Systemen und Zielerreichungsskalen, (GAS) über die Erfüllung ihrer mit den Aufstellungen verbundenen persönlichen Ziele.

Bislang wurden folgende Auswertungen unternommen:

1. RCT-Studie: Randomisiert kontrollierter Vergleich zwischen Experimental- undKontrollgruppe zwei Wochen und vier Monate nach Teilnahme an einem Aufstellungsseminar (Wartekontrollgruppendesign).

2. Kumulative Studie: Wirksamkeitsuntersuchung über alle 208 Studienteilnehmer zusammen, zwei Wochen und vier Monate nach Teilnahme an einem Aufstellungsseminar.

3. Katamnese: Wirksamkeitsuntersuchung der Experimentalgruppe acht und 12 Monate nach Teilnahme an einem Aufstellungsseminar.

Global lässt sich zusammenfassen: im Gruppendurchschnitt aller Teilnehmer zeigen sich zwei Wochen nach den Aufstellungsseminaren statistisch signifikante und positive Veränderungen bei allen verwendeten Fragebögen. Diese gehen zumeist mit kleinen bis mittelgroßen Effektstärken einher (gemessen mit Cohens d zwischen 0.2 und 0.8). Die positiven Wirkungen bleiben vier Monate nach den Aufstellungsseminaren überwiegend stabil, bei der Experimentalgruppe auch nach acht und 12 Monaten.

Die durchgeführte RCT-Studie stellt die weltweit erste Untersuchung zur Wirksamkeit von Systemaufstellungen unter kontrollierten Bedingungen dar..."

A2: DAS SIND AUFSTELLUNGEN

Es gibt heute derart viele Aufstellungsformate, dass deren umfassende Vorstellung mit den jeweils nötigen Erklärungen im Einzelnen viel zu umfangreich würde für eine Antwort auf die Frage, was eine systemische Aufstellung ist, bzw. wie sie abläuft. Ich beschränke mich bei der Beschreibung deshalb auf aus meiner Sicht grundlegende Aspekte. Diese beschreibe ich zunächst anhand einer Aufstellung in einer Gruppe und anschließen anhand einer Einzelarbeit.

Aufstellung in einer Gruppe

In einer systemischen Aufstellung, die in einer Gruppe durchgeführt wird, gibt es einen Klienten, einen Aufstellungsleiter und mehrere Stellvertreter. Der Anlass für eine systemische Aufstellung ist das Anliegen eines Klienten. Übliche Anliegen sind der Erkenntnisgewinn zu einer bestimmten Beziehung oder der Wunsch nach Verbesserung einer Beziehung. Eine solche Beziehung kann menschlicher, menschlich-dinglicher oder dinglich-dinglicher Natur sein. Das Anliegen kann persönlicher oder organisationaler Natur sein.

Der Klient teilt dem Aufstellungsleiter sein Anliegen mit und wählt in Absprache mit diesem aus der Gruppe der Teilnehmer einen Stellvertreter für sich, sowie Stellvertreter für die realen Personen, Personengruppen, Qualitäten, Prinzipien, Aspekte oder „Dinge" aus, um die es bei diesem speziellen Anliegen geht. Die Stellvertreter stellt er dann intuitiv an bestimmte Positionen im Raum. Intuitiv meint: Er lässt sich von seinem (Bauch-)Gefühl bei der Entscheidung leiten, ob ein bestimmter Platz des Stellvertreters der „richtige" für diesen ist. Der Aufstellungsleiter fordert die Stellvertreter nun auf, wahrzunehmen, was sie an ihren Positionen spüren.

Die Stellvertreter nehmen verschiedene Phänomene wahr, z.B. Unwohlsein, Ärger, Trauer, Freude, Kälte, Wärme oder ähnliches. Der Aufstellungsleiter befragt die Stellvertreter zu deren Wahrnehmungen und unterstützt sie durch Positionsänderung oder durch das Aussprechen von Sätzen gegebenenfalls darin, eine Beziehungskonstellation zu erreichen, die sich für sie stimmiger oder besser anfühlt.

Durch die Beobachtung des Geschehens gewinnt der Klient mögliche Erkenntnisse darüber, was in dieser speziellen Beziehungskonstellation wirkt, oder welche andere Beziehungskonstellation für ihn zuträglicher sein kann. Im weiteren Verlauf kann der Klient dann die Position mit seinem eigenen Stellvertreter tauschen und so unmittelbar erfahren, welche besondere Qualität sein Beziehungssystem hat, und welche Möglichkeiten es ihm bietet.

Aufstellung in der Einzelarbeit

Nicht immer ist es möglich, mithilfe einer Gruppe und mehrerer Stellvertreter sein Anliegen aufzustellen. Und manche Klienten fühlen sich in der Einzelarbeit wohler als in einer Gruppe. Auch hier kann mit Aufstellungen gearbeitet werden.

Dabei besteht zum Einen die Möglichkeit, die Positionen mit Holzfiguren oder anderen Objekten zu besetzen. Dabei sucht der Klient auch für sich selber ein stellvertretendes Objekt aus und schaut so aus einer "neutraleren" Perspektive auf sein System – er beobachtet sein System als Beobachter zweiter Ordnung. Durch seine dabei aufkommenden Gefühle und Gedanken gewinnt er Erkenntnisse über die Beziehungswirklichkeit der Ausgangskonstellation, und durch die Verschiebung einzelner Positionen erfährt er dann, welche Möglichkeiten es z.B. für die „Verbesserung" der Beziehungswirklichkeit gibt. Was hierbei immer wieder deutlich wird:

Das Wissen um die Konstellation, die seinem System – und damit seinem Platz im System – zuträglicher ist, ist bereits im Klienten enthalten.

Zum Anderen besteht in der Einzelarbeit die Möglichkeit, mit sogenannten „Bodenankern" zu arbeiten. Ein Bodenanker ist ein Blatt Papier, auf dem steht, für wen oder was es stellvertretend fungieren soll. Hierbei ist auch die Blickrichtung markiert. Der Klient legt die Bodenanker wie bei der Aufstellung in der Gruppe oder bei den Objekten intuitiv im Raum aus und stellt sich anschließend auf die einzelnen Anker, um zu erfahren, welche Gefühle und Gedanken sich in Bezug auf die Beziehungsqualität offenbaren.

Systemische Aufstellung ist insofern ein Sammelbegriff für die Möglichkeit, die Wirklichkeit von Beziehungen auf allen Ebenen – physisch, psychisch, mental – zu erleben und bewusst wahrzunehmen. Und genau damit bietet die Methode die Möglichkeit der kreativen Erweiterung unserer Bewusstheit in Bezug auf die Wirklichkeit unsere Beziehungen, welcher Art auch immer sie sein mögen.

A3: GESCHICHTE DER AUFSTELLUNG

Die Aufstellungsarbeit fußt im Wesentlichen auf den Erkenntnissen der Systemtheorie, die in den 1940er Jahren als interdisziplinäre Metatheorie entwickelt wurde, und sich mit der Funktionsweise von offenen Systemen beschäftigt. Offene Systeme sind alle lebenden und sozialen Systeme, und man nennt sie offen, weil sie auf einen Ausstauch von Materie und Energie mit ihrem Umfeld angewiesen sind.

Der Austausch ist erstens physischer Natur – alle Organismen sind auf Stoffwechselprozesse angewiesen, Unternehmen und Staaten sind auf Leistungstausch angewiesen. Der Austausch ist zweitens psychischer Natur – die menschliche Psyche entwickelt sich im sozialen Miteinander. Der Austausch ist drittens geistiger Natur – Menschen lernen und vermitteln Begriffe, Gedanken und Wertstellungen, mit Hilfe derer sie sich als reflektierende und kommunizierende Wesen in der Welt zurechtzufinden.

Entwicklung des Begriffs „System"

Diese Definition erklärt, was mit „offen" gemeint ist – sie erklärt nicht, was eigentlich mit „System" gemeint ist. Der Begriff tauchte bereits in den Arbeiten des Theologen und Philosophen Johann Gottfried Herder (1744-1803) auf, der das Phänomen des Selbsterhalts und der Selbstorganisation lebender Organismen untersuchte. Organismen verstand Herder als ein synergetisches[1] System zahlreicher Einzelelemente. Synergie bezeichnet das Zusammenwirken von Lebewesen, Stoffen oder Kräften mit dem Ziel, sich gegenseitig zu fördern oder einen gemeinsamen Nutzen zu erlangen.

Der österreichische Philosoph Franz Kröner (1889-1958) verwendete den

---

[1] griechisch, synergia = Zusammenarbeit

Begriff „System" im Kontext seiner Untersuchungen von Wechselbeziehungen zwischen philosophischen Systemen – er wollte herausfinden, wie die verschiedenen Weltbilder einander beeinflussen – und er entwickelte daraus eine „Systematologie" philosophischer Systeme.

Hierbei berief er sich wiederum auf die Gedanken des Mathematikers und Philosophen Johann Heinrich Lambert (1728-77), eines Zeitgenossen Herders also, der als erster überhaupt den systemischen Gedanken in Bezug auf die Erkenntnis von Wahrheit in seinem philosophischen Werk „Neues Organon oder Gedanken über die Erforschung und Bezeichnung des Wahren und dessen Unterscheidung von Irrthum und Schein" im Jahr 1764 formulierte und Manchen deshalb als der eigentliche Urvater der Systemtheorie gilt.

Rund 150 Jahre später begründete der Biologe Ludwig von Bertalanffy (1901-72) dann die Systemtheorie. Sein zentraler Gedanke war, dass Erkenntnisse nicht durch die Beobachtung von Einzelphänomenen gewonnen werden können, weil isolierte Phänomene in der Natur nicht vorkommen – die Phänomene seien nur in ihrer Vernetzung zu beschreiben, unter systemischen Aspekten also.

Insofern gilt für den Begriff System die allgemeine Definition: „Ein System ist eine Menge von Elementen und deren Beziehung zueinander", und Bertalanffy definierte das Wesen von Systemen als „organisierte Komplexität"[1]. Die systemischen Gedanken bezogen sich also bereits seit dem 18. Jahrhundert auf offene Systeme mit allen ihren Facetten, seien sie physischer, psychischer, geistiger oder sozialer Natur.

---

[1] lateinisch, complectere = verflechten

Parallel zu Bertalanffys Arbeiten formulierten die Gestalttheoretiker, die Anfang des 20. Jahrhunderts im Wesentlichen von der Frage getrieben waren, wie Menschen wahrnehmen, weitreichende Erkenntnisse für alle Systeme, welche die Gestalttheoretiker als „Gestalt" bezeichneten. Die gestalttheoretischen Erkenntnisse, die sowohl für offene als auch für geschlossene Systeme – Maschinen, Objekte – formuliert wurden, bieten in Kombination mit den Erkenntnissen der Systemtheorie weitreichende Erklärungen für das, womit wir es in Aufstellungen zu tun haben. Deshalb möchte ich Ihnen, bevor ich auf die grundlegenden Gedanken der Systemtheorie zurückkomme, kurz die Erkenntnisse der Gestalttheoretiker vorstellen.

Gestalttheorie und Systemtheorie

Das Beziehungsgeflecht einer Gestalt kann man sich wie ein Mobile vorstellen. Ein Mobile entsteht, indem man einzelne Elemente so miteinander verbindet, dass sich eine Form aus einzelnen Teilen ergibt, die miteinander im Gleichgewicht sind. Die für dieses eine Mobile spezifische Form, die dabei entsteht, bedingt nun die strukturellen Beziehungsgesetze für seine Elemente.

Das klingt merkwürdig – wir würden doch zunächst einmal annehmen, dass die Form des Mobiles von den Strukturgesetzen bestimmt wird, die durch das Zusammenfügen der einzelnen Elemente entstanden sind – und nicht umgekehrt. Einerseits stimmt das auch: Das spezifische Zusammenwirken der Elemente bedingt die Form. Dadurch aber bekommt die Form, die nun entstanden ist, einen bestimmenden Charakter, denn dieser gibt nun vor, wie die Qualität der einzelnen Elemente, und wie deren Zusammenspiel fortan ausgestaltet sein müssen, damit das Ganze erhalten bleibt.

Die Funktion der inneren Strukturgesetze ist also die Erhaltung des ganzheitlichen Charakters der Form, die so gesehen mehr, bzw. etwas anderes ist, als die Summe ihrer Elemente. Beim Mobile sorgen die Strukturgesetze z.B. für die Erhaltung seines spezifischen Gleichgewichts – bewegt sich ein Element, dann müssen sich alle anderen Elemente auch bewegen, und zwar so, dass die Form des Mobiles im Gleichgewicht und dadurch erhalten bleibt. Tun die Elemente das nicht – bewegen sie sich nicht im Gleichgewicht entsprechend der inneren Strukturgesetze – kann man nicht mehr von einem Mobile, bzw. nicht mehr von diesem speziellen Mobile sprechen. Es würde durch die Nichteinhaltung seiner Strukturgesetze nicht mehr funktionieren, bzw. es würde zerstört.

Dabei gelten die inneren Strukturgesetze auch dann – und besonders dann – wenn man ein Element des Mobiles durch ein neues ersetzen will. Das neue Element muss entsprechend der Strukturgesetze des Mobiles – seinem Charakter entsprechend – ausgesucht oder geformt und schließlich an der richtigen Stelle eingefügt werden. Geschieht das nicht, funktioniert das Mobile mit seinem spezifischen Charakter nicht mehr. Und genau deshalb sagt man: Das Mobile bedingt durch seine inneren Strukturgesetze die Qualität seiner Elemente.

Die Erkenntnis über die besonderen Eigenschaften eines Beziehungssystems hatte erstmals der österreichische Philosoph Christian von Ehrenfels (1859-1932) gegen Ende des 19. Jahrhunderts formuliert. Ehrenfels nannte dieses Ganze „Gestalt", und gab damit der Gestalttheorie ihren Namen. Der Gestalttheoretiker Max Wertheimer (1880-1943) nahm die Gedanken von Ehrenfels auf und fasste sie mit diesen Worten zusammen: „Es gibt Zusammenhänge, bei denen nicht, was im Ganzen geschieht, sich daraus herleitet, wie die einzelnen Stücke sind und sich zusammensetzen, sondern umgekehrt, wo – im prägnanten Fall – sich das, was an einem Teil

dieses Ganzen geschieht, bestimmt von inneren Strukturgesetzen dieses
seines Ganzen."[1]

Dass das Ganze mehr ist, als die Summe seiner Teile, hatte zwar schon
der griechische Philosoph Aristoteles (384-322 v. Chr.) im Kontext seiner
Betrachtungen der Synergie in der Natur formuliert. Ehrenfels aber war
tatsächlich erst ganze 2000 Jahre später der Erste, der Aristoteles' Theorie
über die Synergie von Elementen dadurch erweiterte, dass er sagte, dass
das Ganze nicht nur mehr, sondern tatsächlich etwas anderes sei, als die
Summe seiner Teile, und dass die inneren Strukturgesetze des Ganzen die
Qualität der Teile bestimme.

Allgemeine Spielregeln für offene Systeme

Zwar zeigen sich die Beziehungsbedingungen, bzw. die inneren Strukturgesetze in jedem Beziehungssystem anders. Das gilt nicht nur für den Unterschied zwischen geschlossenen und offenen Systemen. Auch innerhalb
der beiden Systemgruppen sind die individuellen Strukturgesetze jeweils
anders. So haben die beiden geschlossenen Systeme Mobile und Auto
jeweils unterschiedliche Strukturgesetze. Offene Systeme – wie Familien,
Organisationen oder Gesellschaften – weisen ebenfalls jeweils individuelle Systemregeln auf.

Allen denkbaren Beziehungssystemen ist jedoch gemeinsam, dass es
nicht nur unserer Beachtung ihrer jeweils individuellen, sondern ebenso
ihrer allgemeinen Strukturgesetze bedarf – erstens, um ihren Erhalt und
zweitens, um ihre Weiterentwicklung zu gewährleisten.

Diese Erkenntnis verdanken wir den Systemtheoretikern, die erkannten,

---

[1] Auszüge aus einer Rede Max Wertheimers vor der KANT-Gesellschaft, Berlin am 17.12.1924
Quelle: http://gestalttheory.net/gta/Dokumente/gestalttheorie.html

dass es neben den jeweils individuellen auch allgemeine Strukturgesetze, bzw. Grundprinzipien für das Zusammenspiel in offenen Systemen gibt: Komplexität, Gleichgewicht, Rückkopplung und Selbstorganisation.

Das erste Strukturgesetz der Komplexität besagt, dass sowohl die Beziehungen der Elemente zur Gestalt als auch die Beziehungen der Elemente zueinander interdependent sind, und dass dadurch jede Bewegung eines einzelnen Elements auf die Bewegung sämtlicher Elemente ebenso wie auf die Bewegung des Gesamtsystems wirkt. In der Komplexität gibt es keine lineare Kausalität, alles geschieht gleichzeitig, und selbst wenn einzelne Elemente einander entgegen zu wirken oder zu widersprechen scheinen – im Kontext der Komplexität ergänzen sie einander grundsätzlich. Darüber hinaus wirken auch die äußeren Beziehungen auf das offene System. Mit der Komplexität geht also eine hohe Dynamik einher. Und mit steigender Komplexität, die durch eine Zunahme der Elemente in einem System bedingt wird, wächst die Systemdynamik exponentiell. Wenn wir an den immer schnelleren Wechsel im aktuellen Wirtschaftsgeschehen als offenes Gesamtsystem mit zahlreichen Subsystem sowie an die Zunahme der Teilnehmer durch die Globalisierung denken, dann verstehen wir, was hier gemeint ist.

Das Gleichgewicht als zweites Strukturgesetz besagt, dass alles, was in einem System geschieht, seinem Gleichgewicht, d.h., seiner Erhaltung dient, bzw. dienen muss. Zunächst müssen die beiden zentralen Funktionen eines jeden Systems – Selbsterhalt und Weiterentwicklung – in einem flexiblen Gleichgewicht gehalten werden. Das klingt vielleicht einfach. Die wirkliche Tragweite erschließt sich uns aber, wenn wir uns vergegenwärtigen, dass der Selbsterhalt die Sicherheit im Sinne konservativer, also immer gleicher Handlungen meint, während die Weiterentwicklung Innovationen, Veränderungen und also neues Handeln fordert. Selbsterhalt und Weiterentwicklung treten hier also zugleich als Widerspruch und als

Polarität auf: Selbsterhalt ist nur durch Weiterentwicklung gewährleistet, Weiterentwicklung nur auf der Basis von Selbsterhalt. Die eine Funktion ist ohne die andere nicht denkbar. Das Gleichgewichtsprinzip sagt im Übrigen nichts darüber aus, unter welchen Bedingungen eigentlich ein Gleichgewicht zwischen Selbsterhalt und Weiterentwicklung gegeben ist. Lediglich der Zustand des Systems zeigt, ob das Prinzip berücksichtigt wurde – nämlich dann, wenn das System im Gleichgewicht ist.

Das Gleichgewicht bezieht sich außerdem auf die Gewichtung der Systemelemente zueinander. Es sagt nicht, dass diese identisch gewichtig sein müssen, es sagt nur, dass sie gleichgewichtig zueinander sein müssen. Auch für dieses Gleichgewicht gibt es keine Faustformel, wie 2:1 oder 4:3. Und was für die Systemelemente zueinander gilt, gilt dann auch für das gleichgewichtige Verhältnis der Systemelemente zum gesamten System. Nicht zuletzt bezieht sich das Gleichgewicht auf den Austausch des Systems mit seinem Umfeld, und auch hier: Es gibt keine Formel, die vorab einen Hinweis darauf geben könnte, unter welchen Bedingungen Gleichgewicht hergestellt werden kann.

Das dritte Strukturgesetz der Rückkopplung ergibt sich aus eben diesem Austausch des Systems mit anderen Systemen. Ein Beispiel für negative Rückkopplung in der Natur – als größeres System – ist das Verhältnis von Katzen- und Mäusepopulationen. Eine Population ist eine Gruppe von Lebewesen derselben Art und demnach als offenes Subsystem der Natur zu verstehen. Fressen die Katzen die Mäuse, gibt es davon bald weniger. Je weniger Mäuse die Katzen in Folge zu essen haben, desto mehr nimmt auch deren Population ab. Gibt es deshalb weniger Katzen, werden auch weniger Mäuse gefressen – die sich dann wieder vermehren. Deshalb haben Katzen nun wieder mehr zu essen, usw. usw., usw. Die negative Rückkopplung dient der Erhaltung des Gleichgewichts von Systemen zueinander innerhalb eines großen Gesamtsystems (Natur, Wirtschaft,

Weltengemeinschaft...). Die Erfahrung zeigt: Nur negative Rückkopplung dient dem Erhalt eines Systems. Positive Rückkopplung, wie sie zum Beispiel vielfach in der Wirtschaft zu beobachten ist – da, wo Unternehmen nach dem „more oft he same" Prinzip verfahren – schwächt ein System auf Dauer und führt nicht selten zu seinem Niedergang.

Die Selbstorganisation als schließlich viertes und letztes Grundprinzip für Systeme weist darauf hin, dass sich ein System für seinen Selbsterhalt und seine Weiterentwicklung automatisch selbst organisiert. Diese automatische Selbstorganisation nennen die Systemtheoretiker „Autopoiese", ein Wort aus dem Griechischen, das „Selbsterschaffung" bedeutet: Das System erschafft, organisiert und entwickelt sich automatisch aus sich selbst heraus. Damit ihm das möglich ist, müssen sich seine Systemelemente entsprechend verhalten. Hierfür gelten vier Bedingungen:

Die erste Bedingung für das selbstorganisierende Verhalten der Elemente lautet: Bedenke, dass Du in einem komplexen System mit allem verbunden bist, und dass deshalb alles, was Du tust, einen unmittelbaren Einfluss auf das Verhalten der anderen Elemente sowie auf das Ganze hat. Es gibt deshalb niemanden, der „Opfer" eines Systems sein kann.

Die zweite Bedingung leitet sich aus der ersten ab: Jede Entscheidung geschieht autonom. Damit ist gemeint, dass jeder im System absolut selbst verantwortlich für seine eigenen Handlungen ist. Wir haben zwar oft das Gefühl, dass wir durch andere oder die Umstände zu bestimmten Entscheidungen gezwungen würden, tatsächlich aber obliegt es uns allein, welche Entscheidungen wir bezüglich eiens Umstands treffen.

Die dritte Bedingung für Selbstorganisation lautet „Redundanz". Redundanz bedeutet „Üppigkeit" und meint hier, dass die Elemente in einem System üppig vorhanden und die Funktionen dadurch gesichert sind. Fällt ein Element aus, können, bzw. müssen andere Elemente seine Funktion übernehmen. Hierbei gilt, dass alle vorhandenen Elemente das System mitgestalten, mithin immer auch eine Funktion haben. Dabei gibt es nichts und Niemanden, das oder der das System von „oben" oder außen lenkt. Von Außen kann das Umfeld auf das System einwirken, die Reaktion auf diese Wirkung aber ist autonom. Deshalb müssen Führungspositionen im System als „zum inneren System gehörend" und somit als „unter anderem mitgestaltend" verstanden werden

Die vierte Bedingung schließlich lautet: Die Selbstorganisation geschieht selbstreferentiell[1]. Das meint: Durch das Zusammenspiel der Elemente – durch ihr spezifisches Verhalten – ist ein System so geworden, wie es jetzt ist. Deshalb legt jedes Element im System – wenn eben möglich – die immer selbe Verhaltensweise an den Tag, damit das System genau so erhalten bleibt. Die Systemtheorie spricht hier von selbstreferentiellen Anschlusshandlungen. So sehr aber das selbstreferentielle Verhalten das System mit seiner spezifischen Identität stabilisiert, so sehr ist das immer selbe Verhalten zugleich der „Tod" der Weiterentwicklung, weil diese ein anderes, neues Verhalten fordert. Deshalb muss im System ein sensibles Gleichgewicht zwischen einem selbstreferentiellem und einem auf Veränderung abzielenden Verhalten hergestellt werden. Dieses Gleichgewicht muss sich im Interesse des Systemerhalts am Charakter des Systems orientieren.

Von der Systemtheorie zur Systemtherapie

Diese Grundregel des autonomen und damit konstruktivistischen Aushandelns darüber, wie genau ein System funktionieren kann, wurde zur entscheidenden Grundlage für die ersten Ansätze der Systemischen The-

---

[1] selbstreferentiell = auf sich selbst bezogen

rapie, wie sie – neben anderen – auch die Heidelberger Schule vertritt. Einer ihrer bekannten Vertreter ist der Psychiater und Therapeut Gunthard Weber (*1940), und Weber war wiederum einer der ersten Schüler des Philosophen und Theologen Bert Hellinger (*1925), der über Gruppen- und Primärtherapie, Transaktionsanalyse und verschiedene hypnotherapeutische Verfahren schließlich eine ganz eigene System- und Familientherapie entwickelt hatte.

Dem Gedanken der sozialen Systemkonstruktion durch autonomen Selbstorganisation stand Hellingers Verständnis einer zugrundeliegenden phänomenalen Ordnung des Systems diametral entgegen. Dabei hat Hellinger seinen eigenen Ansatz überzeugt und konsequent verfolgt, und er sah sich nicht zuletzt durch die Verbindung zu Gunthard Weber unmittelbar mit einem Dissens mit den Vertretern der Heidelberger Schule konfrontiert. Als Eigner des Carl-Auer-Verlags brachte Weber das erste Buch von Hellinger heraus. Titel wie Untertitel „Zweierlei Glück – Die Systemische Psychotherapie Bert Hellingers" bedeuteten einen Affront gegen das bis dahin allgemein gültige Verständnis von systemischer Therapie. Darüber hinaus: Das Buch avancierte zum Bestseller.

Die Vermischung der beiden systemischen Verständnisansätze hatte also hier ihren Ursprung, und sie führt bis heute immer wieder zu der Frage, was nun eigentlich genau Systemische Therapie sei, und vor allem: Ob sie konstruktivistisch oder phänomenologisch zu verstehen sei. Während die Systemtherapeuten „alter Schule" nämlich von einer autonomen Systemkonstruktion überzeugt waren, vertrat Hellinger den eher gestaltorientierten Ansatz, der das System – die Gestalt – als vorrangig vor dem Einzelnen verstand, mithin der Einzelne bei Weitem nicht frei in autonomer Systemgestaltung sei. Vielmehr zeige sich in Aufstellungen die übergeordnete Systemordnung als Ausgangspunkt für die Bandbreite möglicher autonomer Entscheidungen den Klienten und möglicher therapeutischer

Interventionen. In diesem Kontext erkannte Hellinger auch die Rolle des Gewissens als „Organ der Zugehörigkeit" in Systemen, zunächst in Familiensystemen, später auch in Organisationssystemen. Die Systemtherapeuten der ersten Stunde verstanden also die autonome Selbstorganisation, Hellinger die allgemeinen und die individuellen Strukturgesetze als das zentrale Merkmal der systemischen Therapie. Tatsächlich aber ist den Systemen ein zugleich phänomenales wie konstruktivistisches Wesen zu eigen. Das Phänomenale verbirgt sich in den sich zeigenden Systemordnungen, ohne die das System keinen Bestand haben würde, das Konstruktivistische verbirgt sich in der autonomen Selbstorganisation der Systemelemente.

Anwendungsbereiche für systemische Aufstellungen

Seit den späten 70er Jahren, als Bert Hellinger erstmals mit sogenannten Familienaufstellungen auftrat, hat sich die Methode der systemischen Aufstellung enorm weiterentwickelt und wird heute in nahezu allen Bereichen der Gesellschaft als therapeutisches, analytisches oder allgemein als Interventionstool für offene Systeme eingesetzt. Beispiele hierfür sind unter anderem die Familien-, die Kinder-, Jugendlichen- oder die Paartherapie, die Sterbe- und Trauerbegleitung, das Aufstellen von Drehbüchern, oder betriebliche Themen wie Branding, Strategie- und Prozessgestaltung, Personalmanagement, Team- und Projektmanagement, innen- und außenpolitische Themen, das Zusammenspiel von gesellschaftlichen Subsystemen – z.B. die Kirche und die Gesellschaft oder der Finanz- und der Unternehmensmarkt), und, und, und.

Heute gibt es nahezu keinen Bereich, in dem man nicht mit Aufstellungen wertvolle Erkenntnisse für ein spezifisches System, dessen Bedingungen für Selbsterhalt und dessen Potenzial zur Weiterentwicklung gewinnen kann.

A4: DAS DOPPELSPALTEXPERIMENT VON JÖNSSON

Das Doppelspaltexperiment wurde im Jahr 1961 von dem deutschen Physiker Claus Jönsson mit Elektronen gemacht, und was sich hier zeigte, war von einer solch berührenden Poesie, dass das Experiment im Jahr 2002 bei einer Umfrage der Zeitschrift „Physics World", die von der englischen physikalischen Gesellschaft herausgegeben wird, zum schönsten physikalischen Experiment gewählt wurde.

Zunächst wurden von Jönsson Elektronen durch eine Platte mit nur einem Spalt auf eine gegenüberstehende Wand geschossen. Auf der Wand verteilten sich die Elektronen in der Vertikalen und einzelne Punkte waren sichtbar.

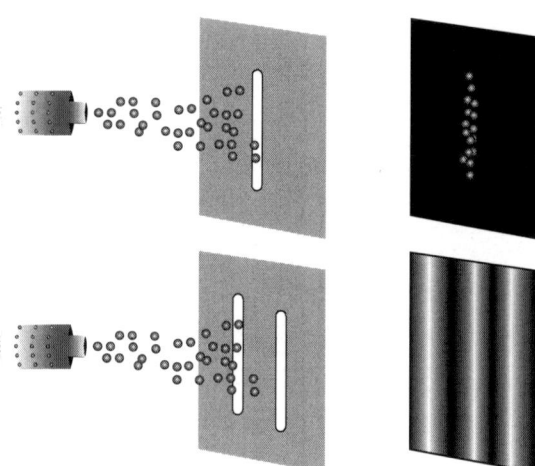

Als Jönsson nun aber die Elektronen durch eine Platte mit zwei Spalten schoss, bildeten sie auf der gegenüberliegenden Wand ein Interferenzmuster. Solche Muster können nur von Wellen gebildet werden – die Elektronen verhielten sich also beim Auftreffen auf der Wand wie Wellen und nicht wie Teilchen. Das Ergebnis hätte demnach lauten müssen: Das Teilchen zeigt sich hier als Welle – und wäre Jönsson dabei geblieben, hätte er ähnlich wie Thomas Young nun behaupten müssen, er habe die Wellennatur der Elektronen bewiesen.

Das Ergebnis aber beschäftigte ihn zu sehr. Es bedeutete nämlich, dass die Elektronen, sobald sie durch die beiden Spalte hindurchgeflogen seien, ähnlich wie die Lichtwellen einander so beeinflussen mussten, dass sie wellengleiche Interferenzmuster auf der Wand bildeten. Zunächst wurde das Experiment deshalb wiederholt, und Jönsson schoss nur einzelne Elektronen durch die Spalten. Das Ergebnis auf der gegenüberliegenden Wand aber war genau dasselbe: Interferenzmuster.

Um nun zu verstehen, was genau passierte, wenn die Elektronen durch die beiden Spalten flogen, installierte Jönsson direkt hinter der Platte mit den beiden Spalten ein Messgerät. Es sollte beobachten und aufzeichnen, wie sich die Teilchen an der Platte und auf dem Weg zur gegenüberliegenden Wand verhielten. Er schoss erneut – erst mehrere, dann einzelne Teilchen. Und er war umso irritierter, als sich nun auf der gegenüberliegenden Wand ein Muster ergab, wie es zuvor die Kugeln bei der einspaltigen Platte gezeigt hatten!

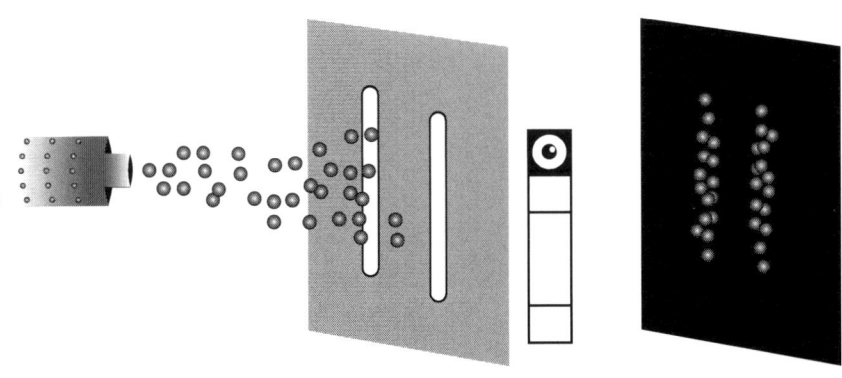

Die Beobachtung des Teilchens, mit der Jönsson erkennen wollte, wie sich das Teilchen verhält, hatte also dazu geführt, dass das Teilchen sich jetzt wie ein Teilchen verhielt, indem es im Ergebnis Teilchenmuster und keine Wellenmuster mehr lieferte.

Durch Jönssons Doppelspaltexperiment wurde der grundlegend superpositorische Charakter von Elementarteilchen bewiesen – ebenso wie die Tatsache, dass man immer das sieht, was man beobachten will.

A5: DAS STERN GERLACH EXPERIMENT

Um das Stern Gerlach Experiment verstehen zu können, bedarf es einiger weniger Grundkenntnisse.

Die Quantenphysik beschäftigt sich mit der Welt der kleinsten Teilchen und zu diesen Teilchen, den sogenannten Elementarteilchen, gehören Atome, Elektrone, Positrone, usw. Die Elementarteilchen sind so klein, dass ihr Durchmesser gleich Null ist – jedenfalls zeigen das die bisherigen Experimente.

Hier schaltet sich unser Alltagsverstand schon ab, weil ein Durchmesser gleich Null ja logischerweise bedeutet, dass etwas nicht ist. Wenn es keine Ausdehnung und also keinen Raum hat, zu sein, dann hat es keinen Platz für seine Existenz und kann folglich nicht existieren. In der Quantenwelt, der Welt der kleinsten Elementarteilchen, ist aber alles ein bisschen anders, als in unserem Alltag.

Das Elektron[1] ist ein negativ geladenes Elementarteilchen. Es ist das leichteste der geladenen Elementarteilchen, und in Atomen bildet es die Elektronenhülle, eine Hülle aus miteinander verbundenen Elektronen, deren Wechselwirkungen nahezu jeden Prozess der Chemie steuern. Elementarteilchen, und so auch das Elektron, werden durch bestimmte Charaktereigenschaften bestimmt: Masse (Gewicht), Ladung (negativ oder positiv) und Spin[2]. Der Spin bezeichnet den Eigendrehimpuls des Elektrons, und er sorgt dafür, dass das Elektron ein Magnetfeld hat. Dieses Magnetfeld gleicht dem Magnetfeld eines Stabmagneten aus der klassischen Physik und sieht – abstrakt dargestellt – in etwa so aus:

---

[1] griechisch, élektron = Bernstein
[3] englisch, spin = Drehung

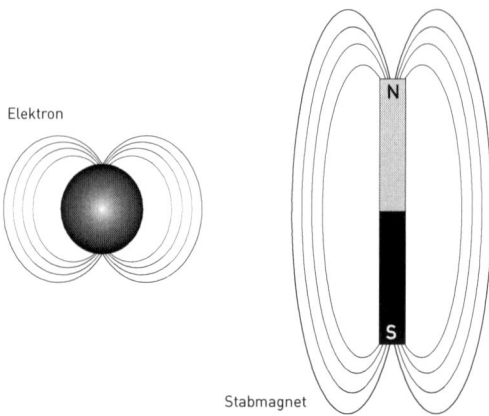

Um das Wesen eines Elektronen Spins zu verstehen, hilft es, sich zunächst das Verhalten eines Stabmagneten genauer anzuschauen: Als Permanentmagnet hat der Stabmagnet – wie das Elektron – ein permanentes Magnetfeld und an seinen Enden je einen Nordpol und einen Südpol. Nord- und Südpol haben die magnetische Eigenschaft, einander anzuziehen oder abzustoßen. Bei zwei Stabmagneten sähe das dann so aus: Nord- und Südpol ziehen sich an, Nord- und Nordpol ebenso wie Süd- und Südpol stoßen sich ab.

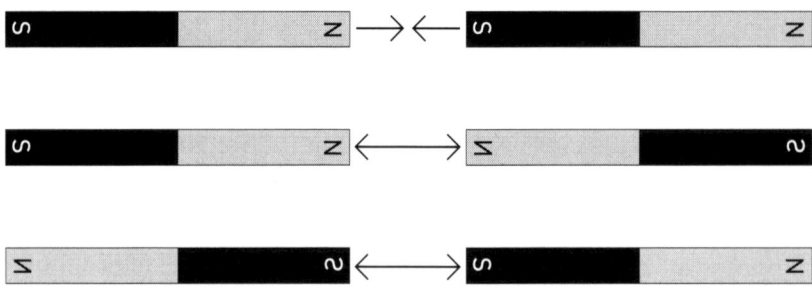

In einem Magnetfeld, das ebenfalls Nord und Südpol hat, verhält sich der Stabmagnet nun so:

Vertikale Lage: Befindet sich der Stabmagnet mit dem Südpol nach oben gerichtet und vertikal im Feld, wird er vom Nordpol des Felds stärker angezogen als vom Südpol, weil durch die engeren Magnetfeldlinien am Nordpol die magnetische Kraft stärker ist. Zeigt der Nordpol des Stabs nach oben, wird der Stab entsprechend stärker vom Nordpol des Feld abgestoßen und bewegt sich nach unten (siehe linke Grafik).

Diagonale Lage: Befindet sich der Stabmagnet in diagonaler Lage (Südpol oben, Nordpol unten) im Feld, wird er ebenfalls vom Nordpol stärker angezogen. Bei umgekehrt diagonaler Lage würde er stärker vom Nordpol abgestoßen. Waagerechte Lage: Befindet sich der Stabmagnet in waagerechter Lage, ist die Dichte der magnetischen Feldlinien auf beiden Seiten des Stabs gleich – er hält sich genau in der Mitte (siehe rechte Grafik).

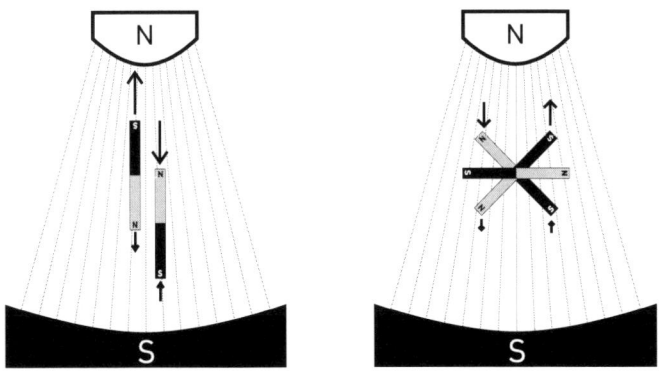

In der klassischen Physik gilt also, dass die Richtung, in die sich ein Stabmagnet in einem Nord-Süd-Magnetfeld bewegt, immer von seiner Ausrichtung abhängig ist. Wir müssten deshalb davon ausgehen können, dass sich ein einzelnes Elektron in einem solchen Feld genau so verhält, weil es ja dasselbe Magnetfeld hat, wie ein Stabmagnet. Um genau das herauszufinden, haben die beiden Physiker Otto Stern (1888-1969) und Walter Gerlach (1889-1979) im Jahr 1922 eine Versuchsanordnung aufgebaut, mit der sie prüfen wollten, ob sich Elektronen in einem solchen Magnetfeld tatsächlich genau so verhalten wie Stabmagneten.

Der Aufbau des Stern Gerlach Versuchs sieht so aus: Auf der linken Seite des Magnetfelds wird eine Quelle installiert, aus der in der ersten Runde Stabmagneten und in der zweiten Runde Elektronen herausgeschossen werden. Die Stabmagneten und die Elektronen werden durch einen Ring geschossen, der gewährleisten soll, dass alle Teilchen dieselbe Flugbahn haben, bevor sie auf das Magnetfeld treffen. Auf der rechten Seite des Magnetfelds steht eine Tafel – ein sogenannter Detektorschirm – auf dem die Teilchen auftreffen werden. Zunächst werden die Stabmagneten durch den Ring geschossen. Ihre Position beim Herausschießen ist beliebig – sie fliegen senkrecht, waagrecht oder in einem beliebigen Schrägwinkel durch das Magnetfeld. Durch die unterschiedlichen Anziehungs- und Abstoßungskräfte, die nun im Feld auf die Stäbe wirken, verteilen sie sich in der Vertikalen. Und wenn sie dann auf dem Detektorschirm auftreffen, ergibt sich eine Vertikale.

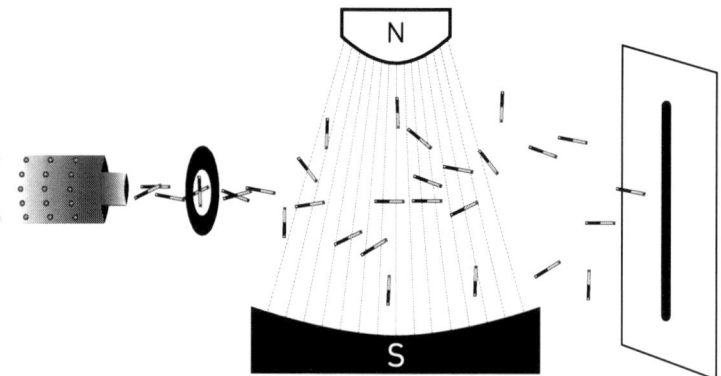

Was aber geschieht nun, wenn man denselben Versuch mit Elektronen macht, die ja dasselbe Magnetfeld wie die Stäbe aufweisen – verhalten sie sich entsprechend? Das Experiment zeigt: Nein.

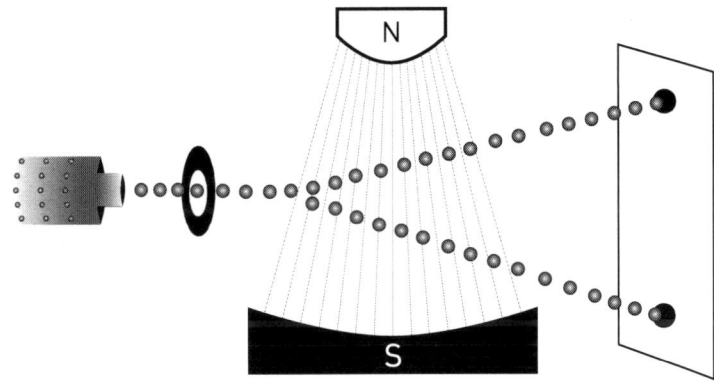

Anders als bei den Stabmagneten zeigte sich hier, dass die Elektronen sich in zwei Strahlen aufteilten. Die Hälfte der Teilchen kommt am oberen Punkt des Detektorschirms an, die andere Hälfte unten. Die Verteilung oben : unten beträgt genau 50 : 50. Wie aber ist dieses Ergebnis möglich, wenn doch Elektronen und Stabmagneten dieselben Magnetfelder haben? Eigentlich hätten sie sich identisch verhalten müssen, so jedenfalls unser Verständnis.

Stern und Gerlach konnten mit ihrem Experiment beweisen: Der Spin eines Teilchens hat zwei mögliche Zustände: „Spin up" und „Spin down". Vor der Messung befindet sich das noch isolierte Teilchen in einer Superposition, in der sich Wahrscheinlichkeiten überlagern, und es ist nicht klar, welchen der beiden Zustände das Teilchen einnehmen wird. Erst nach der Messung können wir erkennen, welchen Zustand das Teilchen angenommen hat. Die Messung zwingt die Teilchen nachgerade dazu, sich für eine Richtung – Spin up oder Spin down – zu entscheiden.

Dieses spezielle Teilchenverhalten, das besagt, dass der überlagerte Zustand eines Teilchens im Rahmen einer beobachtenden Messung nur bestimmte, sogenannte „diskrete" Werte annehmen kann, heißt in der Quantenmechanik „Richtungsquantelung" oder auch „Richtungsquantisierung". Und weil dieses Teilchenverhalten mit den Mitteln der klassischen Physik nicht erklärbar ist, wird der Spin als eine quantenmechanische Eigenschaft von Teilchen verstanden.

Für den Stabmagneten gilt die Superposition nämlich nicht. Weil er aus interagierenden Elementarteilchen besteht, verhält er sich so, wie wir es aus der klassischen Physik kennen. Nun bestehen ja alle Körper aus den unterschiedlichsten Kombinationen von interagierenden Elementarteilchen. Die systemische Verbindung der Teilchen führt hier also immer zu einem eindeutigen Verhaltenscharakter – der Charakter der Superposition tritt im Moment der Interaktion zugunsten des nun gebildeten Beziehungssystems zurück.

Im Fall des Stabmagneten gilt dieses Gesetz für ein geschlossenes Objekt. Der Stabmagnet besteht zwar auch aus den Grundelementen Welle/ Teilchen – so wie alles daraus besteht. Er ist aber kein offenes System, er tauscht keine Energie mit seiner Umwelt aus, und er entwickelt sich nicht.

Bei offenen Systemen aber, die ebenfalls eine Kombination aus Teilen sind, beobachten wir dieselben Phänomene wie auf der Ebene der kleinsten Teile: Sie zeigen sich mal so, mal so. Das ist einerseits bedingt durch das jeweilige Entwicklungsstadium, in dem sie sich gerade befinden. Es ist andererseits dadurch bedingt, mit welcher Intention offene Systeme beobachtet werden.

Auf der Quantenebene ist es jedenfalls so, dass es vor einer Messung für ein einzelnes Teilchen keine Möglichkeit gibt, vorherzusagen, ob es ein Spin up oder Spin down Verhalten aufweisen wird. Wir wissen nur, dass die Wahrscheinlichkeit genau bei 50 : 50 liegt. Das tatsächliche Messungsergebnis dass sich die Teilchen im Kontext der Messung ganz offensichtlich in Bezug auf das Ganze verhalten.

Die Elektronen hatten im Stern-Gerlach Experiment mit den Magnetfeldern übrigens nicht abwechselnd ein Spin up oder Spin down Verhalten eingenommen. Manchmal kamen zwei, manchmal sogar mehrere nur oben oder nur unten an. Unter dem Strich aber, im Endergebnis, war die Verteilung mathematisch exakt. Das Versuchssystem zeigte ein polares Verhalten seiner Elemente.

Allein dieses Endergebnis lässt ja schon vermuten, dass sich hier nicht nur Erkenntnisse in Bezug auf das einzelne Elektron, seine Superposition und sein Messverhalten ableiten lassen. Das 50 : 50 Verhältnis des Endresultats verweist m.e. darauf, dass nicht nur jedes einzelne Elektron eine Superposition vor der Messung hat, sondern dass die Elektronen in diesem Experiment außerdem in irgendeiner gearteten Beziehung zueinander stehen, weil sie sonst unmöglich ihre Position in Bezug auf die Position der anderen Elektronen in einem solchen Setting einnehmen könnten. Ohne eine relative Beziehung innerhalb des experimentellen Settings ließe sich ein exaktes Ergebnis von 50:50 nicht erklären.

Nicht nur ist daher das Elektron als superpositorisches Teilchen zu verstehen – das Setting der Versuchsanordnung selbst ist als ein für die Elektronen verbindliches System zu verstehen, als eine übergeordnete Größe für alle in diesem Experiment emittierten Elektronen, die nun „auf wundersame Art und Weise" eine relationale Beziehung innerhalb einer Versuchsanordnung eingehen.

Sobald ein größeres System gebildet wird, sind die einzelnen Systeme automatisch miteinander systemisch verbunden oder gar systemisch verschränkt. Hier gleicht die Verbindung exakt dem Charakter einer Verflechtung durch die Komplexität in offenen Systemen – das System bedingt die interdependente Verbindung, die in der Quantenphysik als gesetzmäßige Verbindung oder eben Verschränkung und in Bereichen jenseits der Quantenwelt als gesetzmäßige Verflechtung erscheint.

Im ersten Teil des Experiments zeigten sich sowohl die Superposition als auch die Folge einer Intention der Beobachtung. Stern und Gerlach bauten ihre Versuchsanordnung jetzt so auf, dass die Quelle, aus der die Elektronen rausgeschossen wurden, in der Mitte des Versuchsfelds stand, und die Elektronen nach rechts und nach links zu den Detektoren emittierte.

Dabei verwendeten sie nun verschränkte Teilchen und schossen gleichzeitig eins nach rechts, eins nach links. Auf dem Weg zu den Detektoren befanden sich die Teilchen in dem bereits beschriebenen Überlagerungszustand, in der Superposition. Man konnte also noch nicht wissen, ob sie nach der Messung ein Spin up oder ein Spin down Verhalten zeigen würden.

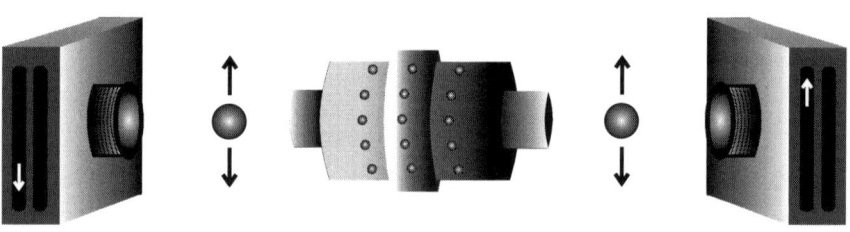

Hier zeigte sich nun, dass die verschränkten Elektronen immer korrelierten: Zeigte das linke im Detektor einen Spin down, zeigte das rechte einen Spin up – und umgekehrt. Auch hier wurde modifiziert, und die Teilchen wurden zusätzlich eins nach dem anderen in unterschiedlichen Zeitabständen emittiert. Aber egal, ob die Wissenschaftler die Teilchen zeitgleich oder nacheinander aus der Quelle schossen, unabhängig von der Zeitspanne zwischen dem Start des einen und dem Start des anderen

Elektrons – immer zeigte sich dasselbe Ergebnis: Spin up paarte sich mit Spin down und Spin down mit Spin up.

Anders also als bei den vorangegangenen Versuchen, die mit nicht verschränkten Elektronen und einem Magnetfeld durchgeführt worden waren, verhielten sich die vorab verschränkten Elektronen nun direkt und nicht nur in Summe aufeinander bezogen – nicht nur das Gesamtverhältnis aller abgeschossenen Elektronen zeigte ein Verhältnis 50 : 50, sondern jedes einzelne Elektronenpaar zeigte dieses Verhältnis.

Nun könnte man zunächst annehmen, dass das Ergebnis aber nicht wirklich erstaunlich war, denn von dem 50:50 Verhältnis wusste man ja schon aus den vorherigen Versuchen mit den Magnetfeldern. Dennoch: Irgendwie stellte sich die Frage, warum sich die beiden verschränkten Elektronen immer direkt aufeinander bezogen – also gewissermaßen ein absolut komplementäres Verhalten zeigten?

Stern und Gerlach mussten einfach davon ausgehen, dass es eine Information zwischen den Teilchen gab, die diese dazu veranlasste, jeweils in eine solch komplementäre Beziehung miteinander zu treten. Und genau das wollten sie nun herausfinden. Wenn es nämlich eine Information zwischen den fliegenden Elektronen gab, konnte diese nur durch die Luft, also in Wellen erfolgen. Tatsächlich waren keine Wellen messbar. Es musste aber eine Information geben! Anders war das Ergebnis für Stern und Gerlach nicht erklärbar.

Nichts kann sich schneller als das Licht bewegen. Würde es also eine Information zwischen den Teilchen geben, könnte diese in keinem Fall schneller übermittelt werden, als mit Lichtgeschwindigkeit. Um etwas über diese angenommene Informationsübertragung herauszufinden, veränderten Stern und Gerlach nun ihre Versuchsanordnung. Sie rückten die Quelle aus der Mitte nach links, nah an den linken und weit weg vom rechten Detektor, und installierten zusätzlich auf dem linken Detektor einen Laserstrahler, der ihnen nun zeigen sollte, wie viel Zeit die Teilchen brauchen würden, um einander zu informieren.

Nun wurden wieder gleichzeitig zwei verschränkte Elektronen auf den Weg geschickt, und immer dann, wenn das nach links rausgeschossene Elektron den Detektor erreichte und einen bestimmten Spin aufwies, startete der Laserstrahl am linken Detektor. Bevor er aber das rechte Elektron hätte erreichen können, „wusste" dieses bereits, dass es den komplementären Spin einzunehmen hatte. Das bedeutet: Bevor die Information vom linken zum rechten Elektron hätte übertragen werden können, stand das Ergebnis bereits fest. Der Versuch wurde immer und immer wiederholt – und dennoch: Es gab für den Laser absolut keine Möglichkeit, schnell genug von einem zum anderen Elektron zu gelangen.

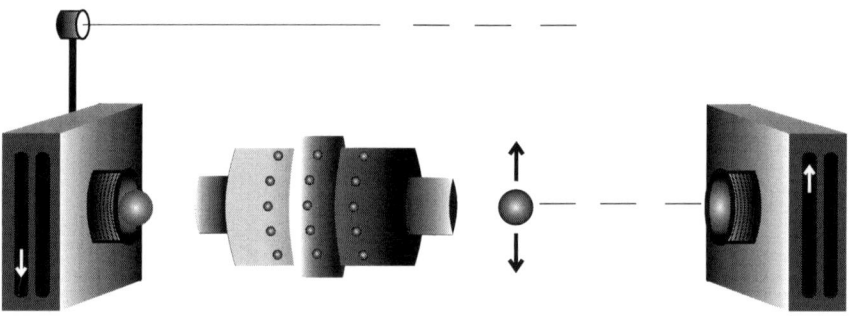

Das Stern-Gerlach war das erste Experiment, das Verschränkung und die damit verbundenen Phänomene zeigte.

GLOSSAR VON A-Z

Akasha
Sanskrit, bedeutet: Himmel, Weltall, Äther.

Akasha Chronik
Das Urwissen, das universelle Bewusstsein.

Akasha Feld
Das Feld des Urwissens, die nicht lokale Heimat des kosmischen Bewusstseins.

Autopoiese
Selbsterschaffung des Systems.

Beobachter 2ter Ordnung
Begriff aus der Kybernetik zweiter Ordnung. Der Beobachter zweiter Ordnung bezieht sich als Beobachter in seine Beobachtungen mit ein.

Binäre Aussagen
„Jein"-Aussagen, wie 0 und 1 / ja und nein / Sein und Nichtsein.

Biophotonenstrahlung
Kommunikation der Zellen mit Licht.

Differentielle Genexpression
Spezifische Synthese von RNA und Eiweiß, die über die Ausformung von Zellen entscheidet.

Doppelspaltexperiment
Erstes Doppelspaltexperiment 1802: Thomas Young – belegt die Wellenqualität des Lichts. / Zweites Doppelspaltexperiment 1961: Claus Jönsson – zeigt ohne Beobachtung die Wellennatur der Elektronen, mit installierter Beobachtung deren Teilchennatur.

Einstein-Podolsky-Rosen-Effekt
Die Ereignisse in der Quantenwelt verstoßen gegen das klassisch-physikalische Gesetz der Lokalität.

Elementarteilchen
Die „kleinsten" Bausteine des Universums, z.B. Atome, Elektronen, Positronen etc.

Empirismus

Philosophische Strömung, die davon ausgeht, dass nur das wahr sein kann, was sinnlich erfahrbar ist. Der wissenschaftliche Beweis gilt als erbracht, wenn die Erfahrung wiederholt werden kann. Induktive Beweisführung: vom Einzelnen auf Alles schließend.

Erkenntnistheorie

Eine Theorie, welche die Bedingungen für eine Erkenntnis der Wahrheit formuliert.

Feldtheorie

In der Physik beschreibt die Feldtheorie die interdependenten Verhältnisse von mit- und gegeneinander wirkenden Kräften. / In der Gestalttheorie beschreibt die Feldtheorie nach Kurt Lewin die durch Bedürfnis gesteuerte, subjektive Wahrnehmung der Realität.

Gestalt

Nach Christian Ehrenfels: Synonym für ein Systemganzes mit den Eigenschaften Übersummativität und Transponierbarkeit.

Gestalttheorie

Wahrnehmungstheorie, die untersucht, wie wir wahrnehmen. Bekannte Vertreter waren Max Wertheimer und Kurt Lewin.

Hypothese

Griechisch, hypothesis = Unterstellung. Eine Hypothese ist eine Behauptung, die noch nicht bewiesen ist.

Kategorischer Imperativ

Nach Kant das grundlegende Prinzip der Ethik.

Klient

Person, deren spezielles Anliegen der Ausgangspunkt für eine systemische Aufstellung ist.

Komplexität

Meint erstens die interdependente Verflechtung der Elemente in einem System – sowohl zueinander, als auch zum Gesamtsystem. Alles bedingt einander. / Meint zweitens, dass die Summe der Elemente in einem System die kritische Schwelle erreicht hat, ab der nicht mehr alle Elemente unmittelbar – sondern teilweise nur noch mittelbar – miteinander verflochten sind. Dadurch entstehen Subsysteme.

Kompositionsprinzip

Siehe Superposition.

Kopenhagener Deutung
Die Deutung sagt, dass im Moment einer Beobachtung Wellen kollabieren, und dass sich dadurch ein eindeutiges Ergebnis zeigt.

Kybernetik
Theorie über die selbsttätige (autopoietische) Steuerung und Regelung biologischer, technischer und sozialer Systeme.

Kybernetik zweiter Ordnung
Die Kybernetik zweiter Ordnung ist eine intellektuelle Strömung innerhalb der Kybernetik. Sie erkennt die vermeintliche Realität als die subjektive Erzeugung von Wirklichkeit. Siehe auch: Radikaler Konstruktivismus.

Lichtgeschwindigkeit
Die Ausbreitungsgeschwindigkeit von Licht und anderen elektromagnetischen Wellen in beliebigen Medien gilt als größtmögliche Geschwindigkeit: 300.0000 KM pro Sekunde.

Lokalität
Das Prinzip der Lokalität besagt, dass Ereignisse und Vorgänge ausschließlich Auswirkungen auf ihre direkte räumliche Umgebung haben können.

Metaphysik
Griechisch: meta = jenseits, physis = Natur, natürliche Beschaffenheit. Philosophische Grunddisziplin der Suche nach Ursachen und Voraussetzungen über die Entstehung der Welt und das Verhältnis von Mensch und Gott (etwas Höherem).

Morphogene
Signalmoleküle, die eine differentielle Genexpression und damit eine Ausformung in unterschiedliche Formen bedingen.

Morphogene Felder
Felder von Signalmolekülen, die bewirken, dass sich bei einer Gruppe von Zellen eine bestimmte Form ausprägt.

Morphogenetische Felder
Bewusstseinsfelder, die Informationen beinhalten, welche ursächlichen Einfluss auf die Ausgestaltung von Form und Verhalten haben.

Objektive Wahrheit
Das, was jenseits menschlicher Wahrnehmung und/oder Interpretation tatsächlich und objektiv wahr ist. Siehe in Abgrenzung dazu: Wirkliche Wahrheit.

Paragnosie
Die übersinnliche Wahrnehmung dessen, was jetzt ist.

Phänomenologie
Die Phänomenologie nach Husserl vertritt (im Gegensatz zum radikalen Konstruktivismus, siehe da) die Möglichkeit der objektiven Erkenntnis unmittelbar auftretender Phänomene.

Philosophie
Griechisch, philosophia = Liebe zur Weisheit. Die Philosophie versucht, die Welt und die menschliche Existenz zu deuten.

Postkognition, auch Retrokognition
Übersinnliche Wahrnehmung der Vergangenheit.

Präkognition
Übersinnliche Wahrnehmung der Zukunft, auch: Hellsehen, Verheißung, Vision, Prophezeiung etc.

Quantenbits, auch Quibits
Binäre Recheneinheiten für Quantencomputer.

Quantengravitationstheorie
Die Quantengravitationstheorie will die Quanten- mit der Relativitätstheorie zu einer übergeordneten Theorie verbinden. An ihr wird derzeit fieberhaft gearbeitet.

Quantenkryptografie
Erzeugung instantan identischer Informationsinhalte über weite Entfernungen ohne Datenübermittlung.

Quantenmechanik
Die Quantenmechanik beschäftigt sich als Teil der Quantenphysik mit der grundlegenden Beschaffenheit der Grundbausteine von Materie.

Quantenphysik
Die Quantenphysik ist die Summe aller physikalischen Theorien, die auf Max Plancks Entdeckung der quantisierten Ausstrahlung basieren. Die quantisierte Ausstrahlung bezeichnet den Umstand, dass Energiewellen messbar sind und deshalb feste (materielle) Messpunkte haben müssen.

Quantentheorie der Information
Beschreibt das Universum als informatorisches Gefüge.

Quibits
siehe Quantenbits.

Radikaler Konstruktivismus
Die Theorie geht davon aus, dass Menschen die Welt radikal, also von Grund auf dadurch konstruieren, dass sie alle Phänomene in Beziehung zu sich setzen.

Rationalismus
Philosophische Strömung, die davon ausgeht, dass nur das wahr sein kann, was ohne Zuhilfenahme der Sinne logisch bewiesen werden kann. Deduktive Beweisführung: Von Allem auf das Eine schließend.

Raumzeit (auch: Raum-Zeit-Kontinuum)
Bezeichnet die Verbindung von Raum und Zeit in einer vierdimensionalen Struktur, die spezielle Eigenschaften hat.

Reduktion der Komplexität
Erzeugung von sinnhaften Aussagen über das Selbst (als System der Entität) und von Mustern, die komplexe Beziehungen vereinfacht darstellen.

Relativitätstheorie, allgemeine
Einsteins Theorie über die Wechselwirkung zwischen der Struktur von Raum und Zeit einerseits sowie Materie (und der damit verbunden Gravitation) andererseits. Die Formel $e = mc^2$ bezeichnet die Äquivalenz von Energie und von Masse multipliziert mit Lichtgeschwindigkeit zum Quadrat.

Relativitätstheorie, spezielle
Einsteins physikalische Theorie über die Bewegung von Körpern und Feldern in Raum und Zeit. Sie erweitert das ursprünglich in der Mechanik entdeckte galileische Relativitätsprinzip zum speziellen Relativitätsprinzip, schließt aber – anders als die allgemeine Relativitätstheorie die Gravitation nicht mit in die Betrachtungen ein.

Retrokognition, auch Postkognition
Übersinnliche Wahrnehmung der Vergangenheit.

Richtungsquantelung, auch: Richtungsquantisierung
Der überlagerte Zustand eines Teilchens kann durch die Beobachtung nur einen bestimmten Zustand annehmen – das Teilchen quantelt/quantisiert in eine Richtung.

Schöpferische Indifferenz
Nach Salomo Friedlaender: Das Vollkommene, das Eine, in dem alle Möglichkeiten enthalten sind. Es existiert nicht, solange es sich nicht in seinen Möglichkeiten zeigt. Die Möglichkeiten zeigen sich immer polar. Die Polarität verweist auf das substanzielle Eins-Sein der Pole in der schöpferischen Indifferenz.

Schrödingers Katze
Gedankliches Experiment von Erwin Schrödinger in Bezug auf die Überlagerung von Wahrscheinlichkeiten.

Singularität
Punkt der absoluten Verdichtung vor dem Urknall. Singularität bedeutet: Alles ist Eins und zum Nichts verdichtet.

Spin
Quantenmechanischer Eigendrehimpuls eines Teilchens.

Stern-Gerlach-Versuch
Der Stern Gerlach Versuch hat bewiesen, dass bei der Verschränkung keine Informationen zwischen den verschränkten Teilchen ausgetauscht werden. Das Wissen der Teilchen ist im Feld instantan vorhanden.

Strukturgesetz (eines Systems)
Das Strukturgesetz bestimmt die individuelle Qualität der Elemente, ihren spezifischen Platz und die Qualität ihrer interdependenten Beziehungen im System.

Superposition (auch Zustandsüberlagerung oder Kompositionsprinzip)
Zustand der Überlagerung von Wahrscheinlichkeiten.

System
Siehe Gestalt, außerdem: Ein System ist eine Menge von Elementen und deren Beziehungen zueinander sowie zum Gesamtsystem. Das Systemwesen ist organisierte Komplexität.

System, geschlossenes
Bei geschlossenen Systemen kann keine Masse die Systemgrenze überschreiten. Wärme, Strahlung und Arbeiten können zu- oder abgeführt werden.

System, isoliertes
Isolierte Systeme sind energiedicht, d.h. Wärme und/oder Strahlung können weder zu- noch abgeführt werden.

System, offenes
Offene Systeme sind alle biologischen und sozialen Systeme. Sie sind auf einen Austausch mit ihrer Umwelt angewiesen. Ihre zentralen Funktionen sind Selbsterhalt und Weiterentwicklung. Ein offenes System kann sowohl Energie als auch Materie mit seinem Umfeld austauschen.

Systemische Verschränkung
Die „systemische Verschränkung" bezeichnet die nicht lokale Verschränkung von Systemen im Rahmen einer Aufstellung.

Systemtheorie
Theorie über die Entstehung und die Funktionsgesetze von offenen Systemen.

Telepathie
Sonderform der Paragnosie, meint: Gedanken lesen

Transzendentale Erkenntnis
Nach Kant ist die transzendentale Erkenntnis die subjektive Verbindung aus sinnlicher Wahrnehmung, Verstand und Vernunft.

Urknalltheorie
Die Urknalltheorie geht anhand einer Rückwärtsberechnung der beobachtbaren Ausdehnung des Universums davon aus, dass dieses aus einem maximal verdichteten Punkt inflationär herausgeknallt ist.

Ur-Alternativen, auch: Ure
In der Ur-Theorie von Carl-Friedrich von Weizsäcker sind Ure die elementaren, binären Grundbausteine.

Ur-Theorie
Die Theorie sagt, dass Energie und Materie aus Information hervorgehen.

Veden
Jahrtausende Jahre alte Schriften der Weisheit aus Indien.

Verschränkung
Die Verschränkung selber ist eine Theorie. Das tatsächliche Phänomen der Verschränkung zeigt auf der Quantenebene, dass sich Elementarteilchen entweder polar oder wie ein siamesisches Zwillingspaar verhalten, ohne dass eine Informationsübertragung stattfindet.

Welle-Teilchen-Dualismus

Prinzip der Quantenphysik, das besagt, dass allen Elementarteilchen sowohl die Eigenschaften von Wellen als auch von Teilchen zugeschrieben werden müssen.

Wirkliche Wahrheit

Das, was eine Wirkung erzeugt, unabhängig davon, ob es objektiv oder subjektiv wahr ist. In Abgrenzung dazu siehe: Objektive Wahrheit.

Zustandsüberlagerung

Siehe Superposition.